AF245708

BIBLIOTHÈQUE DES FEMMES

HYGIÈNE DU TEINT

PAR

A. IZARD

DOCTEUR EN MÉDECINE DE LA FACULTÉ DE PARIS

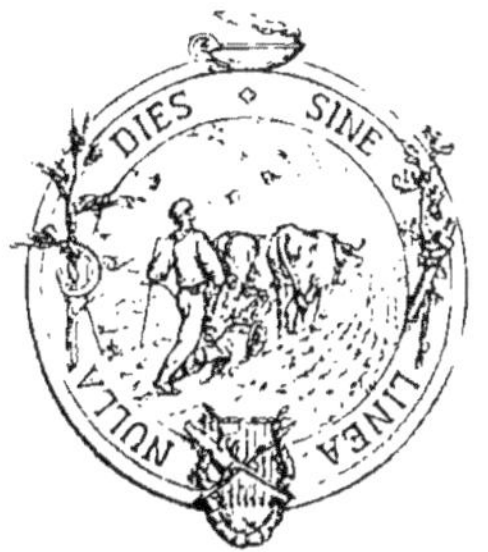

PARIS

AUX BUREAUX DU JOURNAL *LA REVUE DE LA MODE*
13 ET 15, QUAI VOLTAIRE, 13 ET 15

—

1881

HYGIÈNE DU TEINT

PARIS — IMPRIMERIE P. MOUILLOT, 13-15, QUAI VOLTAIRE. — 17967.

BIBLIOTHÈQUE DES FEMMES

HYGIÈNE DU TEINT

PAR

A. IZARD

DOCTEUR EN MÉDECINE DE LA FACULTÉ DE PARIS.

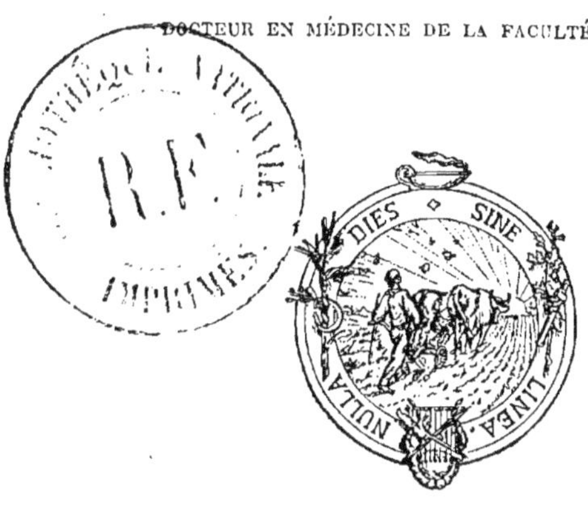

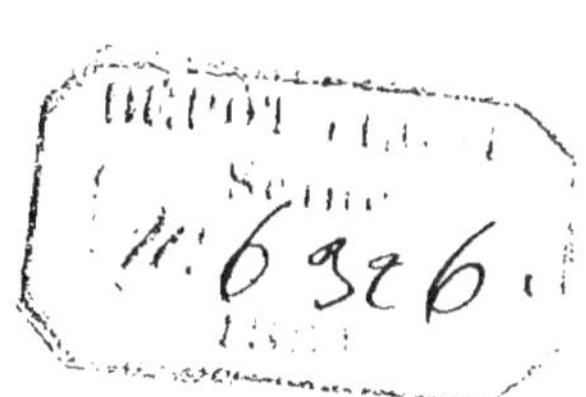

PARIS

AUX BUREAUX DU JOURNAL *LA REVUE DE LA MODE*
13 ET 15, QUAI VOLTAIRE, 13 ET 15

—

1881

TABLE DES MATIÈRES

HYGIÈNE DU TEINT

DE LA BEAUTÉ EN GÉNÉRAL

Ce livre a été écrit principalement pour les femmes.

Toutes les femmes voudraient être belles, c'est pourquoi l'art de s'embellir est toujours l'une des grandes préoccupations du sexe féminin.

Ce qui nous frappe chez une femme c'est la hauteur du corps qui ne doit être ni trop au-dessus ni trop au-dessous de la moyenne. Une femme trop grande ou trop petite présente rarement cet ensemble harmonieux des proportions qui constitue le principe essentiel de la beauté physique. J'en dirai autant de l'embonpoint qui ne doit pas dépasser une juste limite. Les os, qu'on devine et qu'on n'aperçoit pas, sont enveloppés d'une couche charnue qui dessine des contours arrondis sans laisser voir les saillise musculaires. Les chairs sont fermes et moelleuses. La peau, blanche comme l'albâtre, est douce et unie comme un velours de soie. Les épaules, gracieusement inclinées, se terminen par des lignes courbes qui se confondent insensiblement avec la naissance des bras. Rien de plus attrayant que des épaules blanches, fermes et bien arrondies. Le tour de la taille se fait remarquer plutôt par sa souplesse et son élasticité que par une trop grande finesse. La grâce admirable de cette partie du corps résulte de l'harmonie de ses proportions avec la largeur des épaules et des hanches. Celles-ci, quoique très accentuées et charnues, ne dépassent point la largeur des épaules, chose extrêmement rare. Les membres inférieurs, fortement développés dans leur partie supérieure, se rétrécissent progressivement et d'une manière insensible jusqu'au genou, pour se renfler au niveau du mollet et se terminer ensuite par un petit pied mignon. Les jambes sont toujours plus longues que le buste.

La tête est la partie la plus séduisante du corps et le siège principal de la beauté.

On pardonne aisément quelques imperfections physiques à une femme qui présente une belle tête.

C'est le visage qui attire plus particulièrement

notre attention et qui nous fait dire qu'une femme
est jolie ou qu'elle est laide. J'aime un visage
ovale dont la peau veloutée unit à la blancheur
du lys l'incarnat du rose tendre. Les traits
fuyants sous des lignes courbes qui se confondent d'une manière insensible donnent à la
physionomie une grâce et une distinction dont
nous sommes saisis sans qu'il nous soit toujours
possible de nous en rendre compte. Les beaux
yeux sont grands et bien fendus, bleus ou noirs.
L'œil bleu annonce un caractère plus doux, des
sentiments plus tendres, moins de passion et
plus de rêverie. L'œil noir est plus vif, plus
brillant et passionné, il traduit mieux les sentiments de l'âme et devient par là plus indiscret.
Le regard est toujours gai, riant et animé. Les
sourcils, bien séparés, faiblement arqués, sont
fins et dégagés comme un trait de pinceau. Le
front, large et découvert, respire la noblesse et
la sérénité. La bouche, circonscrite par des
lèvres de corail, est petite, et laisse voir par
un gracieux sourire deux rangées de perles
fines, dont la blancheur éclatante contraste
avec le rouge pourpre des gencives. Le nez,
droit et ferme, semble avoir une légère tendance
à devenir aquilin; le menton, fin et mollement
arrondi, descend par une ligne courbe non inter

rompue jusqu'au niveau du cou, blanc, souple et délié comme celui du cygne. Tous ces traits d'une beauté réelle brillent encore avec plus d'éclat lorsqu'ils se trouvent encadrés d'une longue et abondante chevelure. La poitrine est ferme, large, pleine, et blanche comme la neige. Les bras, ronds et charnus, proportionnés au reste du corps, se terminent par de petites mains blanches, allongées et étroites, sur lesquelles on n'aperçoit ni la saillie des veines ni les nœuds des articulations.

Tel est, à mon avis, le portrait de la beauté féminine.

Peu de femmes, à la vérité, réunissent l'ensemble de toutes ces qualités; c'est dans l'arsenal des cosmétiques de toute nature qu'elles cherchent à se les procurer. Malheureusement l'ignorance et le charlatanisme exploitent la coquetterie, et telle femme qui croyait trouver dans un fard ou une eau merveilleuse une source de beauté, n'en recueille souvent qu'une maladie de peau ou des rides prématurées.

C'est surtout dans le but de préserver mes lectrices de toute cette parfumerie de mauvais aloi que je donne dans cet ouvrage un grand nombre de formules conformes aux règles de l'hygiène, et qu'elles peuvent faire exécuter par leur pharmacien.

La beauté physique est constituée d'un côté par la charpente du corps qu'on ne peut que très difficilement modifier, et de l'autre par les diverses qualités de la peau, seule capable de subir l'influence bonne ou mauvaise des cosmétiques. C'est pour cela qu'avant de parler des cosmétiques, je vais commencer par faire connaître la structure de la peau et ses différentes fonctions.

CONFORMATION EXTÉRIEURE DE LA PEAU

La peau forme une immense enveloppe qui recouvre le corps dans toute son étendue; elle s'applique exactement sur les parties sous-jacentes de façon à en reproduire la configuration générale. Mais dans son trajet elle diminue la proéminence des saillies et masque certaines cavités, d'où il résulte qu'elle a pour effet général d'arrondir les formes.

Son épaisseur varie sur les divers points de son étendue : ainsi, dans l'intérieur de l'oreille et sur les paupières, elle est extrêmement mince, tandis que derrière le cou, à la plante des pieds et à la paume de la main, elle est au contraire très épaisse. Son épaisseur moyenne est de 1 à 2 millimètres.

Résistance et élasticite. — La peau est très élastique et très résistante. Si l'on en taille un ruban d'épaisseur moyenne et d'un centimètre de largeur, on peut, sans la rompre, lui faire supporter un poids de 8 à 10 kilogrammes. Elle s'allonge d'abord comme une bandelette de caoutchouc et se rétracte ensuite comme ce dernier, si le poids n'a pas été trop fort ou trop longtemps appliqué. Dans ce dernier cas, elle ne se rétracte qu'imparfaitement.

C'est en vertu de cette élasticité que lorsque la peau a été longtemps distendue, par une grossesse, par exemple, ou par une grande quantité de graisse, elle ne se rétracte plus que d'une façon incomplète et laisse des plis auxquels on a donné le nom de vergetures ou de rides selon qu'ils se trouvent sur le ventre ou sur le visage. Ainsi, les rides sont le résultat de la rétraction incomplète de la peau ou de la résorption du tissu graisseux.

Lorsque, par les progrès de l'âge, cette graisse a disparu, la peau devient relativement trop étendue et se plisse de différentes manières selon les régions et le degré d'amaigrissement. Cependant les rides ne se produisent point chez les enfants et les jeunes gens, même après un amaigrissement considérable résultant de maladies aiguës. Cela tient à ce que la peau, à ces âges, jouit d'une très grande élasticité et se rétracte facilement, tandis que chez les vieillards cette élasticité s'affaiblit de plus en plus et finit même par disparaître.

Couleur. — La couleur de la peau varie selon les races, les individus, l'âge, l'état de santé ou de maladie.

Les différences de coloration que présentent les races humaines constituent un de leurs caractères distinctifs. C'est ainsi que la race *blanche* diffère essentiellement de la race *nègre*; celle-ci de la race *jaune* ou *cuivrée*, etc.; mais dans la même race, et principalement dans la race blanche, chaque individu, pour ainsi dire, présente quelques variétés dans la couleur de la peau, qui est d'un blanc plus ou moins mat, plus ou moins foncé, selon les habitudes et le tempérament.

L'état de santé ou de maladie influe également chez la même personne sur la coloration de la peau. Ainsi une personne bien portante aura la peau très blanche et le teint frais; qu'elle soit affectée de chlorose ou d'un cancer, son teint devient aussitôt jaunâtre ou terreux. Enfin l'âge exerce aussi son influence sur la couleur de l'enveloppe cutanée. A la naissance, la peau est d'un blanc rosé; pendant l'enfance et l'adolescence elle devient blanche et présente parfois un reflet bleuâtre qui n'appartient qu'aux plus belles constitutions. Dans la vieillesse, elle se flétrit, prend une teinte plus terne et quelquefois jaunâtre ou légèrement foncée.

STRUCTURE DE LA PEAU

La peau se compose de deux couches, l'une profonde, appelée *derme*, et l'autre superficielle, appelée *épiderme*.

Ces deux couches, d'épaisseur et de nature différentes, sont étroitement unies; mais on peut les séparer facilement par un vésicatoire. Lorsque après huit ou dix heures d'application on soulève l'emplâtre, on trouve sur la peau qu'il recouvrait une poche remplie de liquide et formée par l'épiderme entièrement séparé du derme.

Le derme et l'épiderme ont une structure et des fonctions distinctes qu'il est important de connaître au point de vue de l'hygiène de la peau et des maladies dont elle peut devenir le siège. Le petit dessin, p. 10, fera comprendre clairement les explications qui suivent et que je prie mes lectrices de lire bien attentivement.

§ 1. DU DERME ET DE SES PARTIES ACCESSOIRES

Le *derme* constitue la partie essentielle de la peau; c'est lui qui en forme l'épaisseur, qui lui donne sa résistance et son élasticité. C'est au derme que s'applique tout ce qu'on dit quand on parle de la peau en général. Sa surface externe, sur laquelle s'étale l'épiderme, est hérissée d'un grand nombre de petites saillies ou *pa*-

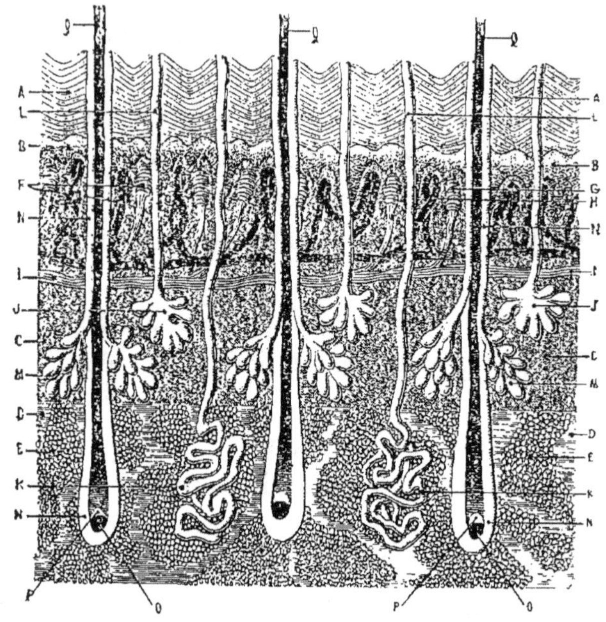

A. A- Épiderme. — B. B. Couche pigmentaire. — C. C. Derme. — D. D. Tissu cellulaire sous-cutané. — E. E. Cellules graisseuses. — F. Papilles nerveuses. — G. Corpuscule nerveux. — H. Capillaires sanguins des papilles nerveuses. — I. I. Nerfs sensitifs. — J. J. Glandes sébacées. — K. K. Glandes sudorifères. — L. L. Canaux excréteurs des glandes sudorifères. — M. M. Glandes pileuses. — N. N. Follicules pileux. — O. O. Bulbes pileux. — P. P. Papilles pileuses. - - Q. Q. Poils émergeant du follicule pileux.

pilles qui lui donnent, à la paume des mains et à la plante des pieds, un aspect inégal et comme villeux. On y voit encore une multitude d'orifices irrégulièrement distribués, qui forment l'embouchure des follicules pileux et des glandes situées dans l'épaisseur de la peau. Sa surface interne adhère aux parties sous-jacentes et présente de nombreuses cavités nommées *aréoles*, dans lesquelles se trouvent logées les *glandes sudorifères*.

Le derme est composé de fibres entrecroisées, superposées et dirigées dans tous les sens : c'est un tissu dont les fils élastiques et innombrables sont tellement serrés les uns contre les autres qu'ils paraissent ne faire qu'un tout homogène et d'une grande densité. Cependant il existe entre les mailles si étroites de ce tissu des ouvertures par lesquelles passent les papilles, les conduits excréteurs des glandes et les poils. Ce qu'on appelle *les pores* n'existe pas.

Papilles de la peau.

On donne le nom de *papilles* à de très petites saillies, molles, flexibles et résistantes, qui recouvrent toute la surface externe du derme et qui sont le siège ou plutôt les organes de la sensibilité. Leur nombre est extrêmement considérable ; on en compte jusqu'à cent par millimètre carré, ce qui ferait environ, d'après M. Sappey, cent cinquante millions pour toute la surface de la peau. Toutes ces papilles sont distribuées à côté les unes des autres d'une façon irrégulière, si ce n'est à la plante des pieds et à la paume de la main. Dans ces régions, elles sont très volumineuses, rangées en lignes droites ou en lignes courbes régulières et séparées par des sillons de même direction parfaitement visibles à l'œil nu, surtout à la pulpe des doigts, où elles forment comme des demi-circonférences. Dans chaque papille viennent s'aboucher un vaisseau capillaire artériel et un vaisseau capillaire veineux, formant une anse non interrompue pour permettre la circulation du sang ; et enfin, un grand nombre de papilles sont, pour ainsi dire, remplies par un filet nerveux enroulé plusieurs fois sur lui-même, de façon à former une espèce de corps globulaire, appelé CORPUSCULE DU TACT, organe essentiel de la sensibilité. C'est donc à la présence des papilles sur la peau que nous devons la sensation du tact.

Glandes sudorifères.

Les *glandes sudorifères* sont, comme leur nom l'indique, destinées à la production de la sueur. Elles ont la forme d'un tube dont l'une des extrémités se replie plusieurs fois sur elle-même pour former le corps de la glande, et dont l'autre, presque droite, vient s'ouvrir à la surface de la peau. Elles sont situées les unes au-dessous, les autres dans l'épaisseur même de la peau. C'est l'inflammation d'une de ces glandes qui constitue ce qu'on appelle le *furoncle*. Leur nombre est très considérable. M. Sappey a calculé qu'il y en avait environ deux millions sur la surface du corps d'un homme de taille moyenne. Elles sont surtout plus nombreuses à la plante des pieds, à la paume des mains et dans le creux des aisselles.

Glandes sébacées.

Indépendamment des glandes sudorifères, il en existe d'autres, très nombreuses, inégalement répandues à la surface de la peau et désignées sous le nom de *glandes sébacées*. Elles se rencontrent principalement au visage, sur le menton, sur le front, sur les ailes du nez et dans le cuir chevelu. Elles sont situées dans les couches superficielles du derme où elles deviennent quelquefois le siège de différentes affections connues sous le nom d'*acné*, de kystes sébacés, etc.

La forme la plus ordinaire des glandes sébacées est celle d'une petite grappe de raisin dont chaque grain représenterait une petite ampoule en cul de sac, appelée *lobule*. C'est dans les lobules qu'a lieu la sécrétion de la matière sébacée. Tous les lobules communiquent entre eux par de petits canaux et déversent le produit de leur sécrétion dans un conduit plus volumineux et unique, qui s'ouvre tantôt à la surface de la peau, tantôt et le plus souvent dans un follicule pileux. Il existe presque toujours deux glandes sébacées pour un seul follicule pileux.

Usage. — Les glandes sébacées qui s'ouvrent dans la racine des cheveux ont pour fonction de sécréter une matière grasse, hui'euse, destinée à les lubrifier ; c'est une pommade préparée par la nature. Celles qui versent le produit de leur sécrétion à la surface de la peau ont pour but de la protéger et de l'assouplir.

Vaisseaux et nerfs.

Les *vaisseaux sanguins* et les *nerfs* qui se distribuent à la peau sont extrêmement nombreux ; mais c'est surtout à la face que cette abondance est remarquable. Aussi le froid, la chaleur, les moindres émotions de l'âme, se traduisent immédiatement par un changement de coloration dans la peau du visage, ce qui n'a pas lieu pour les autres régions du corps.

§ 2. ÉPIDERME

L'épiderme est la couche la plus superficielle
de la peau. Il forme une espèce de lame mince,
transparente et insensible, qui s'étend comme
un vernis sur toutes les dépressions et toutes
les saillies de la surface externe du derme. Son
épaisseur qui ne dépasse guère celle d'une feuille
de papier, varie néanmoins dans quelques parties du corps. Ainsi à la peau des mains, à la
plante des pieds, et principalement au talon,
elle acquiert parfois une grande épaisseur. Enfin,
l'épiderme se transforme en une espèce de pla-
que cornée sur tous les points soumis à une
fréquente pression. Tels sont les *cors*, les *durillons*, les *œils-de-perdrix*.

La structure de l'épiderme est très importante
à connaître au point de vue de certaines affections du teint.

Cette partie de la peau est formée de deux
couches superposées, l'une profonde, appelée
couche muqueuse, l'autre superficielle, appelée
couche cornée.

La couche muqueuse est constituée par plusieurs plans de cellules polyédriques juxtaposées,
et remplies d'un grand nombre de granulations
pigmentaires groupées autour d'un noyau cen-

tral. Ce sont ces granulations ou *pigment* qui donnent aux différentes races humaines la coloration particulière de la peau. Elles existent dans la race blanche aussi bien que chez les nègres; elles ne diffèrent que par leur volume beaucoup plus considérable chez ces derniers.

La couche cornée de l'épiderme est formée par un grand nombre de cellules aplaties comme de petites écailles, étroitement liées entre elles et constituant une immense membrane qui recouvre le corps dans toute son étendue.

L'épiderme est un produit de sécrétion des vaisseaux capillaires du derme. Ce produit s'épanche sous forme d'un liquide qui se coagule pour constituer les premières cellules. Celles-ci sont bientôt repoussées par une nouvelle couche développée au-dessous d'elles, et ainsi de suite jusqu'à la formation de la couche cornée, qui n'est qu'une modification de la couche muqueuse aplatie, serrée et condensée. Pendant ce travail d'élaboration de la couche profonde, la partie la plus superficielle de la couche cornée se détache par le frottement et tombe sous forme de poussière ou de petit son. De sorte que l'épiderme est le siège incessant de deux phénomènes opposés : d'un phénomène de reproduction sur sa face adhérente et d'un phénomène de destruction sur sa face libre.

Usages de l'épiderme. — Si l'on considère que l'épiderme, par sa couche cornée, est complètement impénétrable aux liquides, on est porté à lui attribuer un double rôle : 1° protéger le corps papillaire du derme, organe de la sensibilité; 2° empêcher la pénétration des fluides extérieurs qui pourraient, en se mêlant avec le sang, produire des désordres fâcheux.

DU SYSTÈME PILEUX

Les cheveux et les poils sont implantés dans la peau; l'organe qui les produit porte le nom de *follicule pileux.*

Le follicule pileux est une cavité de forme cylindrique, une espèce d'étui creusé dans l'épaisseur de la peau et s'ouvrant à sa surface. La profondeur de chaque follicule dépend de la grosseur du poil ou du cheveu qui y adhère. Ainsi, à la tête, les follicules pileux traversent toute l'épaisseur de la peau, tandis que sur les points où il n'existe qu'un léger duvet, ils atteignent à peine le tiers moyen de cette épaisseur. De chaque côté des follicules pileux viennent s'ouvrir ordinairement deux glandes sébacées qui versent le produit de leur sécrétion sur la racine du poil ou du cheveu. Enfin, au fond des follicules se trouve une petite saillie conique sur laquelle est fixé le cheveu et qu'on nomme *papille pileuse*. C'est celle-ci qui est le véritable organe producteur du cheveu. Consultez à ce sujet notre petit dessin, p 1 0.

Les cheveux sont en nombres très variables. Quelquefois ils sont tellement serrés qu'ils semblent se toucher; d'autres fois ils sont plus espacés et laissent facilement entrevoir le cuir chevelu. Quant à leur longueur, elle est également variable.

La forme des cheveux est cylindrique ou rubanée, c'est-à-dire aplatie sur deux faces. Les premiers se juxtaposent, s'accolent, et forment ce qu'on appelle des *cheveux plats;* les seconds s'enroulent dans le sens de leur aplatissement et forment les *cheveux frisés.*

Les cheveux et les poils se composent de trois parties distinctes : une partie centrale ou *moelle* qui traverse le cheveu dans toute sa longueur; une partie moyenne ou fibreuse, appelée *substance corticale*, et une partie péri-phérique, mince, qui forme une véritable enveloppe épidermique. Les deux premières parties renferment la matière pigmentaire et donnent aux cheveux leur couleur naturelle.

Développement des cheveux. — Dès que la papille pileuse a paru à la base du follicule, c'est à-dire quelques mois avant la naissance, il se forme à la surface de la saillie conique qu'elle représente trois séries distinctes de cellules qui se juxtaposent et s'organisent de manière à former les trois parties constituantes du cheveu. Celui-ci, par la formation successive de nouvelles cellules, commence bientôt à sortir du follicule et s'allonge ensuite de plus en plus et de la même façon pendant toute la durée de la vie, ou du moins pendant toute la vie de la papille et du follicule pileux; car, après la destruction de ces deux organes, la calvitie est sans remède.

DES FONCTIONS DE LA PEAU

La peau remplit quatre fonctions principales : 1° elle sert d'enveloppe protectrice à toutes les parties sous-jacentes ; 2° elle constitue le principal organe du tact et du toucher ; 3° elle est la voie d'excrétion et d'élimination la plus abondante de l'économie ; 4° elle absorbe certains corps solides, liquides ou gazeux maintenus en contact avec elle.

§. 1. FONCTIONS PROTECTRICES DE LA PEAU

Tandis que la plupart des animaux ont la surface du corps recouverte d'une épaisse couche d'écailles, de plumes ou de poils destinés à les protéger contre l'influence des agents extérieurs, l'homme, au contraire, en est presque entièrement dépourvu. Sa tête seule est garantie par des cheveux. C'est que la nature, en lui donnant l'intelligence, le plus précieux de tous les biens, lui a permis de se procurer tous les moyens de défense et de protection. Contre l'intempérie des saisons, il a su se confectionner des vêtements et se construire des demeures ; contre ses ennemis, il a su se fabriquer des armes artificielles qui le rendent redoutable et maître absolu de la création. A ce point de vue, le corps de l'homme pouvait donc se passer d'une enveloppe protectrice semblable à celle des animaux.

D'un autre côté, la peau étant l'organe essentiel du tact, il était indispensable qu'elle fût presque entièrement nue, afin de pouvoir se mettre en contact immédiat avec les corps étrangers. C'est pourquoi les papilles nerveuses de la peau, siège de la sensibilité tactile, ne sont recouvertes que par une légère couche de tissu épidermique, espèce de vernis naturel, qui les met à l'abri de toute irritation extérieur sans nuire à leurs propriétés. Ainsi les fonctions protectrices de la peau, chez l'homme, sont moins importantes que chez beaucoup d'animaux. Cependant on ne peut refuser à cet organe une certaine résistance. Sa texture solide et serrée lui permet de supporter un choc modéré sans se déchirer et de subir une assez grande distension sans se rompre. On voit même souvent, à la suite d'une violence extérieure, comme un coup, une chute, la peau rester intacte alors qu'on observe des lésions graves dans les organes sous-jacents.

§ 2. FONCTION TACTILE DE LA PEAU

En étudiant la structure de la peau, nous avons vu que la surface externe du derme était recouverte par les papilles nerveuses, au nombre de cent environ par millimètre carré. Ce sont ces papilles qui constituent le siège unique de la sensibilité. Dans chacune d'elles vient s'épanouir l'extrémité d'un filet nerveux destiné à recevoir et à transmettre l'impression. Car chaque sensation du tact suppose une impression quelconque éprouvée par les nerfs de la partie à laquelle la sensation est rapportée. Ainsi, par exemple, lorqu'on appuie le doigt sur une table, les papilles de la pulpe du doigt reçoivent une impression qu'elles transmettent immédiatement au cerveau, par l'intermédiaire des nerfs qui en sont les fils conducteurs. Le cerveau, par un travail mystérieux dont l'essence nous est entièrement inconnue, perçoit cette impression, la transforme en sensation et la rapporte au point même d'où elle est partie, c'est-à-dire à la pulpe du doigt. Tel est en quelques mots le phénomène du *tact*. Celui du *toucher* n'en diffère que par la volonté qui dirige la main allant directement se mettre en contact avec les corps étrangers.

Les sensations de *froid* et de *chaud* ne sont que le résultat de l'impression des corps étrangers sur l'organe du tact, c'est-à-dire sur la peau. La température moyenne d'une personne adulte dans nos climats est de 38° environ du thermomètre centigrade. L'homme a la propriété de dégager de lui-même cette quantité de calorique indispensable à l'entretien de la vie et indépendante de la température des corps ambiants. Selon que les objets extérieurs et l'air lui-même, dans lequel le corps humain se trouve plongé constamment, sont plus chauds ou plus froids que lui, c'est-à-dire ont une température supérieure ou inférieure à 38°, ils lui fournissent ou lui soutirent du calorique; mais le corps humain possède la faculté de se débarrasser du calorique en plus, qui tend à s'accumuler en lui, et de renouveler celui en moins qui lui est enlevé. Cependant ce phéno-mène d'expulsion ou de rénovation du calorique demande un certain temps et ne peut s'accom-plir que jusqu'à une certaine limite. La peau, en contact immédiat avec les milieux ambiants, en est aussitôt impressionnée et semble d'abord partager leur température. C'est alors qu'elle fait éprouver les sensations de froid ou de chaud, selon qu'il lui est enlevé ou fourni du calorique. Ces sensations persistent même jusqu'à ce que l'économie, par son travail incessant de combustion interne, soit parvenue à rétablir l'équilibre de température momentanément rompu.

§ 3. FONCTION EXCRÉMENTITIELLE DE LA PEAU

C'est la fonction la plus importante au point de vue de l'hygiène des cosmétiques. Il ne faut jamais oublier qu'en appliquant sur la peau des fards, des cold-creams, des poudres, certaines eaux de toilette, on peut supprimer cette fonction et provoquer ainsi l'explosion de maladies plus ou moins graves.

La peau est le siège de trois *excrétions*, qui sont : la *matière sébacée*, la *perspiration cutanée* ou *transpiration insensible* et la *sueur*.

1°. — La *matière sébacée*, sécrétée par les glandes de même nom est une substance demi-fluide, jaune ou blanc-jaunâtre, composée de caséine, d'albumine, de graisse, de phosphate calcaire et de matières extractives. Elle se trouve en plus ou moins grande abondance sur toute la surface de la peau, excepté à la paume des mains et à la plante des pieds. Elle forme une espèce d'enduit gras, qui a

pour usage d'assouplir l'épiderme, de le garantir contre l'action de l'eau et des matières excrémentitielles. C'est ainsi que partout où la
sueur tend à séjourner longtemps, comme à
l'aisselle, au pli de l'aine, les glandes sébacées
sont extrèmement nombreuses. A la tête, elle
tend à rendre les cheveux lisses et souples.
Lorsqu'elle y est très abondante les cheveux
sont gras et huileux ; si, au contraire, elle fait
défaut, les cheveux sont secs, cassants, et
c'est alors seulement qu'est indiqué l'usage
d'une huile ou d'une pommade pour leur rendre leur souplesse.

La sécrétion sébacée diffère beaucoup,
comme quantité, selon les personnes. Celles
chez qui elle est très abondante ont la peau
luisante et huileuse ou, comme on dit vulgai-
pement, la peau *grasse*; celles au contraire
dont la sécrétion est à peine sensible, ont toujours la peau sèche et aride.

2°. La *perspiration cutanée* consiste dans
une exhalation qui se fait continuellement à la
surface de la peau sous forme de vapeur
aqueuse immédiatement absorbée par l'air ou
par les vêtements. On l'appelle encore *transpiration insensible*, parce qu'elle est généralement inaperçue. Cette excrétion a pour but de

débarrasser le sang de divers principes impropres à la nutrition, principalement d'une grande quantité d'eau, d'acide carbonique et d'azote. L'eau ainsi exhalée pendant vingt-quatre heures varie, chez un adulte, entre cinq cents grammes et un kilogramme. En été elle est beaucoup plus abondante qu'en hiver.

Cette fonction est indispensable à l'entretien de la vie. Si elle est en partie suspendue, on voit aussitôt éclater certaines maladies telles que rhumatismes, hydropisies, dyssenteries, etc; si elle est entièrement supprimée, la mort en est la conséquence inévitable. C'est ainsi qu'on fait périr en quelques heures des animaux dont on revêt le corps d'enduits imperméables comme le goudron, la colle forte.

3° La peau est encore le siège d'une exhalation plus abondante, qui a lieu non point d'une façon régulière, mais par intervalles seulement, et qui se condense à la surface du corps sous forme de gouttelettes : c'est la *sueur*. Le mécanisme de cette exhalation est absolument le même que celui de la perspiration cutanée. Ce sont les mêmes organes, les glandes sudorifères, qui en sont le point de départ. On peut dire que la perspiration cutanée est le résultat de l'action permanente et calme de la peau, tandis que la sueur est produite par cette même action exaltée et forcée.

Les causes qui provoquent l'excrétion de la sueur sont physiques ou morales. Parmi les premières il faut placer d'abord l'irritation directe de la peau par le contact d'un air chaud, l'application du feu, les frictions, etc; l'excitation indirecte par un surcroît d'activité dans la circulation : tel est le cas dans l'ingestion des boissons chaudes, dans les marches forcées, les travaux pénibles, la fièvre dans un grand nombre de maladies. Les causes morales sont les diverses affections de l'âme comme la frayeur, la colère, etc.

Toutes les parties de la peau ne sont pas également disposées à exhaler la sueur ; celles où cette exhalation se montre le plus souvent sont les pieds, les mains, les aisselles, le front, la poitrine. La quantité de sueur excrétée varie selon les âges, les tempéraments, l'état de santé ou de maladie, le degré de susceptibilité de la peau, le besoin de dépuration du sang, etc. En général, la sueur est d'autant plus facile qu'on est plus jeune ; chacun possède à cet égard sa constitution propre; tel sue avec beaucoup de facilité et par les moindres efforts, tandis que tel autre ne peut jamais suer.

La composition de la sueur n'est pas tout à fait la même que celle de la matière provenant de la perspiration cutanée. Tandis que celle-ci se compose presque exclusivement d'eau et d'acide carbonique, la sueur, au contraire, renferme, outre une grande quantité d'eau, de *l'urée*, des *matières grasses,* des *chlorures de sodium* et *de potassium,* des *sulfates* et des *lactates alcalins,* et plusieurs autres sels de moins grande importance.

La perspiration cutanée et la sécrétion de la sueur ont un double résultat, celui de maintenir l'équilibre de la température du corps et celui de servir à la dépuration du sang.

« L'homme se trouve-t-il dans un climat froid, dit Lavoisier, d'un côté l'air étant plus dense, il s'en décompose une plus grande quantité dans le poumon (et dans les capillaires généraux), plus de calorique se dégage et va réparer la perte qu'occasionne le refroidissement extérieur; d'un autre côté, la transpiration *diminue,* il se fait moins d'évaporation, donc moins de refroidissement. Le même individu passe-t-il dans une température beaucoup plus chaude, l'air est plus raréfié, il ne s'en décompose plus une aussi grande quantité, moins de calorique se dégage dans le poumon et les capillaires généraux ; une transpiration cutanée abondante, qui s'établit alors, enlève tout l'excédent du calorique que fournit la respiration : et c'est ainsi que s'établit cette température à peu près constante de 38° centigrades, que plusieurs quadrupèdes et que l'homme particulièrement conservent dans quelques circonstances qu'ils se trouvent. » — Ainsi la transpiration sert de *régulateur* pour l'abaissement de la température du corps, lorsque celle-ci a été trop élevée par un exercice violent ou par la chaleur trop grande de l'air ambiant.

En outre, nous avons vu plus haut que la matière de la perspiration cutanée renferme de l'acide carbonique et des traces d'azote, derniers produits des transformations de la nutrition ; que la sueur elle-même entraîne hors de l'économie des matériaux étrangers ou inutiles à l'organisme ; il semble donc incontestable que la sueur et la transpiration insensible ont également pour but la dépuration du sang.

L'expérience de tous les jours prouve d'ailleurs d'une façon surabondante la liaison qui existe entre la transpiration et l'état de santé. Tout le monde sait que lorsque une variation brusque de température vient tout à coup interrompre la transpiration, il en résulte ce qu'on appelle un refroidissement, source d'un grand nombre de maladies. D'un autre côté, si l'on enduit la surface cutanée chez certains animaux d'une couche imperméable de goudron, de vernis ou de colle forte, on supprime l'évaporation cutanée et l'on voit survenir des désordres graves suivis de mort. Bouley a répété plusieurs fois ces expériences sur des chevaux rasés et enduits de goudron : le premier cheval succomba le dixième jour ; le deuxième survécut neuf jours ; le troisième sept jours et le quatrième, enduit d'abord de colle forte, puis d'une couche de goudron, mourut neuf heures après cette application. A l'autopsie tous ces animaux avaient les viscères, principalement les poumons, le foie et le cœur, gorgés d'un sang noir, comme après l'asphyxie. Il est évident que l'acide carbonique, n'ayant pu être éliminé par la transpiration, s'était accumulé dans le sang et avait produit une véritable asphyxie lente.

Ces expériences faites sur les animaux présentent un grand intérêt au point de vue de l'hygiène des cosmétiques.

On voit tous les jours dans les théâtres, les bals, les concerts et les réunions de toute sorte, les femmes décolletées passer sur leur visage, les épaules, les bras et une grande partie de la poitrine, une couche de fard, de cold-cream et de poudre de riz, de manière à former une espèce de cuirasse. Celle-ci, composée d'une substance grasse adhérente à la peau, joue absolument le même rôle que la couche de goudron sur le cheval rasé. Elle bouche l'orifice des glandes excrémentitielles de la peau et supprime la transpiration sur toute la surface qui en est revêtue. Il est vrai qu'ici l'asphyxie complète n'est pas à craindre, parce que toute la surface cutanée n'est pas enduite du même revêtement; mais il n'en résulte pas moins des phénomènes morbides qui se traduisent par des maux de tête, des étourdissements, des vertiges, des syncopes, qu'on a l'habitude de mettre sur le compte du système nerveux et qui peuvent avoir quelquefois des conséquences fort graves.

§ 4. ABSORPTION PAR LA PEAU

Lorsque le corps humain est plongé dans l'eau, il augmente ou diminue de poids selon la température du liquide. Ainsi, la température du bain est-elle inférieure à 38° centigrades, le corps augmente de poids; mais il diminue, au contraire, si la température de l'eau dépasse

38°. La différence vient de ce que, dans le premier cas, il y a eu absorption du liquide par la peau, tandis que dans le second, la température du bain étant supérieure à celle du corps, qui est de 38°, la quantité d'eau exhalée par la transpiration est plus grande que celle qui a pénétré par absorption. Enfin, lorsque la température du bain et celle du corps sont les mêmes, c'est-à-dire à 38°, le changement de poids est inappréciable. L'absorption des liquides par la peau est donc incontestable. Lorsque l'eau du bain contient des substances solides en dissolution, celles-ci sont également absorbées en partie; ce qui justifie l'usage des bains médicamenteux. Enfin les gaz peuvent également être absorbés comme le démontre l'expérience suivante : On plonge le bras nu dans un vase clos renfermant du musc et quelques minutes après la respiration répand l'odeur du musc.

Les frictions sur la peau ont pour résultat d'augmenter le pouvoir absorbant de cette membrane en détruisant l'épiderme. Ainsi, Lebkuchner frictionne la peau du ventre des lapins avec une solution d'acétate de plomb et constate ensuite la présence de ce sel dans le sang. En plongeant dans l'hydrogène sulfuré le tissu cellulaire sous-cutané des lapins morts empoisonnés par l'acétate de plomb, il voit ce tissu devenir noir, et accuser ainsi la présence du plomb par la formation du sulfure de plomb.

Cette observation montre jusqu'à l'évidence combien est dangereux l'usage des fards, des crèmes et des teintures pour les cheveux, renfermant des sels de plomb ou de mercure, surtout si l'on réfléchit que la peau, chez la femme, étant plus souple, plus mince et d'un tissu moins serré, jouit d'une propriété absorbante beaucoup plus grande que chez l'homme.

On a cru pendant longtemps que ce phénomène d'absorption s'opérait par un système de vaisseaux qui venaient se terminer à la surface de la peau par des ouvertures béantes qu'on appelait *bouches* absorbantes. Il est aujourd'hui parfaitement démontré qu'il n'existe *ni vaisseaux absorbants ni vaisseaux exhalants*. Cette double fonction s'exécute par les veines et les capillaires lymphatiques du derme, qui ne présentent aucune solution de continuité, mais dont les parois très minces se laissent traverser par les fluides. Cette action, purement mécanique, a reçu le nom d'*endosmose*. C'est donc par le double mouvement *d'endosmose* et *d'exos-mose* que s'opère, à travers les parois des vaisseaux capillaires du derme, le phénomène d'absorption et d'exhalation.

HYGIÈNE DE LA PEAU

La peau, en dehors des fonctions physiologiques qui lui sont dévolues et qu'elle doit exécuter régulièrement sous peine de voir la santé s'altérer, est encore l'un des principaux attributs de la beauté. C'est pourquoi l'hygiène de la peau a pour but non seulement de favoriser l'accomplissement de ses fonctions, mais encore de développer par l'action des cosmétiques toutes les qualités dont elle est susceptible au point de vue de la beauté. Ce chapitre de l'hygiène se divise donc en deux parties parfaitement distinctes : l'une qui s'applique à tout le système cutané en général, et l'autre à la peau du visage en particulier, ou, pour mieux dire, au teint, qui est le siège le plus important de la beauté.

La sensibilité, l'excrétion et l'absorption cutanées peuvent être entravées par une multitude de causes accidentelles ou permanentes. Parmi les premières on trouve l'action du froid ou du chaud, les changements brusques de température, le contact de certains vêtements ou de substances irritantes, l'emploi de diverses eaux de toilette et principalement des vinaigres, des cold-creams et des fards qui renferment des sels de plomb ou de mercure.

Sous l'influence de tous ces agents extérieurs la peau se gerce, se flétrit, s'écaille ou se ride, perd sa souplesse et son élasticité. Il suffit souvent d'un courant d'air froid qui frappe le visage pour déterminer une inflammation de la peau, un érysipèle; d'autrefois le gonflement des glandes sous-maxillaires, qui chez les personnes lymphatiques ont une tendance à se terminer par induration ou par suppuration; de là des cicatrices ou l'altération des formes du cou (1). Certaines parties du vêtement féminin, comme les corsets, les jarretières, impriment à la peau des traces presque indélébiles par la pression qu'elles y exercent. Les flanelles rouges, teintes par l'aniline, provoquent des rougeurs et des éruptions cutanées. Quelques eaux de toilette et tous les vinaigres contiennent des acides qui irritent la peau et

1. Le refroidissement subit des mains, quand on vient de les laver à l'eau chaude, produit des crevasses et des gerçures.

développent des dartres furfuracées. Mais l'ennemi le plus dangereux est le carbonate de plomb, qui se trouve dans la plupart des cold-creams, des fards et des crèmes dont les femmes font un si fréquent usage. Ces cosmétiques, outre qu'ils peuvent être absorbés et donner lieu à de véritables empoisonnements, ont l'inconvénient d'altérer la peau, de l'irriter, de la déssécher, de lui communiquer un aspect blafard et ridé.

Les causes permanentes qui déterminent des troubles et des altérations morbides du côté de la peau sont les vices du sang, tels que la diathèse herpétique, le lymphatisme, la scrofule, le rachitisme, etc. Toutes ces affections constitutionnelles se manifestent par des symptômes cutanés, des boutons de toutes sortes, des pustules, des plaques de rougeur, des ulcérations, des abcès. Il est évident que ce n'est point par des cosmétiques, mais par un traitement interne et énergique, qu'il faut chercher la guérison de toutes ces affections de la peau. Il en est de même des maladies accidentellement chroniques, comme les affections du foie, la phtisie pulmonaire, l'hypochondrie, la chloro-anémie, qui se traduisent, entre autres symptômes, par une altération profonde de la peau. En pareil cas, la première indication consiste à combattre la maladie principale. Ce serait folie de croire qu'une eau de toilette quelconque, un fard, une poudre de riz, peuvent faire disparaître la teinte cachectique de la peau entretenue par une affection chronique des organes.

Il est une autre source d'altérations cutanées qui passe généralement inaperçue, c'est l'alimentation. Les repas copieux congestionnent le visage. Le vin pris en excès et les boissons alcooliques, lorsqu'on en fait un fréquent usage, déterminent sur les pommettes des joues, sur le nez, sur le front et sur le menton une rougeur particulière et persistante à laquelle on a donné le nom de *couperose*. La charcuterie, la chair de certains poissons et quelques coquillages, comme les moules, provoquent souvent des éruptions cutanées. Il en est de même des mets épicés. C'est en évitt avec le plus grand soin l'influence de toutes ces causes qu'on peut en conjurer les effets.

Nous avons vu dans l'anatomie de la peau que cette membrane est constamment recouverte d'une couche de matière sébacée comme d'un vernis. En outre, les résidus de la transpiration et les débris épidermiques retenus par cette substance visqueuse, s'accumulent à la surface de la peau et forment ainsi une espèce de corps étranger qui l'irrite et nuit à l'accomplissement de ses fonctions. Ces inconvénients sont beaucoup plus accentués chez les personnes qui ont ce qu'on appelle la peau *grasse*. Il en est de même de celles qui transpirent avec facilité, parce que les parties solides de la sueur n'étant point absorbées par le linge de corps, se déposent et se condensent à la surface de l'épiderme. Toutes ces impuretés extérieures sont autant de causes d'altération du tissu cutané. Il est donc indispensable de s'en débarrasser fréquemment par l'usage du savon et des bains.

DES SAVONS

Le savon est le meilleur des cosmétiques ; c'est l'instrument de propreté par excellence. Il déterge la peau des matières grasses, en détache les corps étrangers qui la salissent, lui rend sa souplesse et sa perméabilité. Cependant tous les savons ne sont pas également propres aux soins de la toilette. Il en est qui sont trop chargés d'alcali et qu'on doit réserver uniquement pour le blanchissage du linge et des étoffes ; d'autres, qui conviennent très bien pour la toilette des mains et de la peau en général, mais qu'on ne saurait employer impunément pour le visage.

Le *savon*, tel que nous l'entendons ici, est le résultat de la combinaison d'un corps gras d'origine végétale ou animale, et d'un alcali, qui est la soude ou la potasse. Au point de vue de la chimie, le savon est un sel composé des acides gras, acide stéarique, acide margarique, acide oléique, et d'une base, soude ou potasse.

Les acides stéarique et margarique sont des corps solides à la température ordinaire, tandis que l'acide oléique est liquide : ce qui explique pourquoi les savons des deux premiers acides sont très durs, tandis que le savon d'acide oléique est mou. Cependant on réunit toujours les trois acides dans la composition du savon, de manière à obtenir une dureté relative et satisfaisante.

Les graisses de porc, de veau, de mouton et de bœuf ; les huiles d'olive, de palme, de noix, de coco, d'œillette, de chènevis, etc., sont les corps gras employés pour faire les savons qu'on pourrait appeler de première qualité. Pour les savons à bas prix, de qualité inférieure, on se sert de toute espèce de matières animales, des boyaux, des débris d'abattoirs, etc.

Les savons à base de soude sont des savons *durs*.

Les savons à base de potasse sont des savons *mous*.

SAVONS DURS

Le type du savon dur est le savon de Marseille, blanc ou marbré. Le vrai savon de Marseille est composé d'huile d'olive et de soude. Les huiles d'olive qu'on choisit de préférence sont celles dites de *recense*, qu'on obtient en pressant à chaud des marcs déjà épuisés par une pressée à froid. Ce sont des huiles de la dernière qualité. La soude est dissoute dans l'eau sous forme de lessive, préparée d'avance et conservée dans de grands réservoirs d'où on l'extrait au fur et à mesure des besoins.

Lorsqu'on veut procéder à la fabrication du savon, on met dans une chaudière la quantité de lessive correspondante à l'huile d'olive sur laquelle on veut opérer. On fait bouillir, et on verse en une seule fois toute l'huile à saponifier. On continue de chauffer de manière à entretenir l'ébullition, mais sans trop élever la température dans la crainte de brûler la pâte qui commence à se former. Pendant toute la durée de cette opération, qui porte le nom d'*empâtage*, on verse de temps en temps de la lessive dans la chaudière. Ce premier travail terminé, il reste une matière pâteuse, savonneuse, mais ce n'est point un savon parfait. On procède alors à la coction.

Coction. — Au moyen d'une rigole pratiquée dans le fond de la chaudière, on enlève d'abord l'eau des lessives devenue libre et débarrassée de son alcali qui a été absorbé par la masse savonneuse ; c'est ce qu'on appelle le *relargage*.

On réunit ensuite le savon imparfait provenant de plusieurs chaudières dans une seule et on continue la cuisson en ayant soin d'ajouter constamment de nouvelles lessives. En même temps, on brasse la pâte de façon à la rendre homogène et à détruire autant que possible les grumeaux. Cette opération est terminée lorsque, prenant entre les doigts un morceau de savon refroidi et solidifié, on peut facilement le réduire en poudre.

Épuration. — Après l'empâtage et la coction, le savon est, pour ainsi dire, terminé ; mais comme les huiles employées sont impures et qu'elles renferment des principes non saponifiables, on procède à une nouvelle manipulation qui a pour résultat de le débarrasser de toutes les matières étrangères. Pour cela, on pratique à la surface du savon, à l'aide d'une espèce de pelle en bois, nommée *radiable*, de larges sillons dans lesquels on verse une quantité suffisante des lessives moins alcalines que les premières. En même temps, on brasse fortement et longuement jusqu'à ce qu'il ne reste pas la moindre trace de grumeaux. On maintient la chaudière à une température telle que la pâte ne cesse pas d'être à demi-fluide ; puis on laisse reposer pendant un certain temps. Les corps étrangers, plus denses que le savon, se déposent au fond de la chaudière. Il ne reste plus alors qu'à laisser couler la totalité du savon dans d'immenses moules en planches, où on le laisse refroidir pendant plusieurs jours, pour le diviser ensuite en tranches ou en briques telles qu'on les trouve dans le commerce.

Le savon ainsi obtenu est un savon blanc, dur et de très bonne qualité, propre à tous les usages domestiques.

Le *savon bleu*, *madré* ou *marbré* se fabrique de la même façon que le précédent. Seulement, au début de la coction on ajoute à la masse une solution de sulfate de fer (vitriol vert). Le sel de fer est décomposé par la soude qui s'empare de l'acide et met l'oxyde de fer en liberté. Celui-ci s'unit à son tour aux acides gras pour former un savon métallique, de couleur bleue, insoluble, et qui, inégalement réparti dans la masse, donne lieu aux marbrures.

Au point de vue de l'économie domestique, le savon marbré est préférable au savon blanc. Il ne renferme d'eau que 30 pour cent, et il est impossible de lui en incorporer davantage, tandis que le savon blanc en renferme 40 et 50 pour cent, et on peut lui en faire absorber plus encore, ce qui facilite singulièrement la fraude.

Lorsque Marseille possédait à peu près le monopole de la fabrication des savons, on n'employait que l'huile d'olive et la soude; mais depuis qu'on a établi dans d'autres localités des **savonneries** où l'on emploie le suif mélangé à l'huile de **colza,** à l'huile d'œillette ou autres huiles à bas prix, les **fabricants** de Marseille ont été obligés, pour soutenir la **concurrence,** de se servir également d'huiles de graine **en** plus ou moins grande quantité. Cette addition **rend** le savon moins bon et moins agréable, surtout lorsqu'on est obligé d'y ajouter du suif pour en augmenter la dureté.

SAVONS MOUS OU SAVONS NOIRS

Les savons mous sont à base de potasse. Ils retiennent une grande quantité d'eau et un excès d'alcali dont on ne peut jamais les débarrasser. On les fabrique avec des huiles de graine et principalement avec de l'huile de chènevis qui leur donne une couleur brun-verdâtre, qu'on cherche à imiter lorsqu'on emploie d'autres huiles. Les huiles de cameline, de lin, d'œillette, de colza, de navette, sont celles dont on se sert pour remplacer celle de chènevis; mais avec toutes ces huiles, on obtient un savon jaune auquel on donne la couleur verte ou brune en y ajoutant de l'indigo. Après la fabrication, les savons mous **sont coulés dans des tonneaux** pour être livrés au commerce.

Les savons mous doivent être exclusivement employés aux usages domestiques. Ils enlèvent rapidement les corps gras, parce qu'ils renferment un grand excès d'alcali. C'est pour cette raison qu'il faut éviter de les mettre en contact avec la peau. Je me rappelle avoir été consulté par une dame qui avait toujours la peau du visage rouge, enflammée, extrêmement sensible, et en partie couverte de dartres furfuracées. Elle faisait usage du savon noir, disait-elle, pour mieux nettoyer la peau. Il a suffi de supprimer le savon noir et de faire quelques lotions émollientes pour voir disparaître tous les accidents. Cependant il est deux cas où le savon noir peut être utile dans la toilette des dames. Le premier, c'est lorsqu'il existe une *acné fluente;* le second, lorsqu'il s'agit de dégraisser la chevelure. Nous reviendrons plus loin sur ce sujet.

SAVONS DE TOILETTE

Les savons de toilette sont innombrables en apparence, mais en réalité c'est toujours le même savon présenté avec une différence de nom, d'odeur et de couleur. Ainsi les savons dits *au suc de laitue*, les savons de *thridace*, de *mauve*, de *violettes*, de *guimauve*, etc, etc, ne sont que du savon blanc ordinaire. Le parfumeur lui fait subir une manipulation qui a pour but de lui donner une couleur et une odeur analogues à celles de la plante dont il porte le nom ; mais ce serait une erreur de croire que tous ces savons renferment la moindre trace de suc de laitue, de thridace, de guimauve, etc. Le marchand a tout intérêt à le laisser supposer, parce qu'il se sert de ce prétexte pour vendre plus cher. En résumé, les savons de toilette durs ont tous pour base le suif et la soude.

En général, les parfumeurs ne fabriquent pas eux-mêmes leur savon . Ils achètent du savon blanc de suif en briques qu'ils aromatisent et colorent de la façon suivante :

Au moyen d'un rabot circulaire mis en mouvement par une machine à vapeur ou à bras d'homme, ils réduisent en copeaux les briques de savon blanc ordinaire. Les copeaux tombent dans une caisse en bois placée au-dessous de la machine pour les recevoir. Cette opération terminée, on verse dans la caisse la matière colorante, verte, rose, bleue, mauve etc, puis l'essence avec laquelle on veut aromatiser le savon. On brasse le tout ensemble avec une pelle à main, de façon à obtenir un mélange à peu près uniforme.

Une deuxième machine, appelée *broyeuse*, et dont la partie essentielle consiste en trois cylindres de granit roulant l'un sur l'autre, est destinée à pétrir les copeaux et à les réduire en une pâte homogène uniformément colorée. Pour cela, on place le savon coupé dans une trémie située au-dessus des deux premiers cylindres. Ceux-ci entraînent le savon, le broient et le transmettent au troisième cylindre autour duquel il s'applique en formant une couche égale sur toute son étendue. En avant du dernier cylindre et dans toute sa largeur se trouve fixé un couteau qui en détache le savon sous forme de feuilles minces. Celles-ci tombent dans une boîte qui est au-dessous des cylindres.

Pour bien opérer le broyage, il est quelquefois nécessaire de répéter deux ou trois fois la même opération.

Lorsqu'on juge le savon suffisamment broyé,

on l'introduit dans une troisième machine, la *peloteuse*, dont la partie essentielle est un piston qui se meut horizontalement et qui est destiné à presser et à conduire la pâte. Celle-ci, poussée par le piston, sort à travers un moule, sur une toile sans fin sous forme de boudin cylindrique ou ovoïde. Il ne reste plus qu'à couper le boudin en parties égales, de manière à ce que les pains ainsi obtenus aient tous le poids qu'on désire.

Enfin, une presse à volant sert à donner au savon les différentes formes sous lesquelles il est livré au commerce. Les moules sont en deux morceaux qui portent gravées les diverses indications que chaque fabricant veut y mettre. En sortant de la presse, les pains de savon sont exposés à l'air pendant quelques jours, pour les laisser sécher, puis enveloppés de papier ou enfermés dans des boîtes plus ou moins élégantes, selon le prix que le parfumeur a l'intention de les vendre. Tous les savons de toilette ne sont, en résumé, que du savon blanc de suif; c'est pourquoi, lorsque celui-ci est de bonne qualité, ils doivent tous jouir des mêmes propriétés détersives. La seule différence consiste dans la couleur et dans le parfum. Quelques formules suffiront pour le démontrer.

1º Savon à l'amande.

Savon blanc de suif ou de panne.	500 grammes.
Essence d'amandes	7 —
— de girofle	1 —
— de rose	15 centigr.

Cette formule et toutes celles qui suivront n'ayant pour objet de fabriquer qu'une très petite quantité de savon, peuvent être exécutées dans un simple mortier avec un pilon, par toute personne qui veut s'en donner la peine. Il suffit pour cela de diviser 500 grammes de savon blanc ordinaire en menus copeaux, de les mélanger avec les essences et la matière colorante, de bien broyer le tout dans le mortier et de diviser ensuite la masse en petits pains ronds ou ovoïdes.

2º Savon au camphre.

Savon blanc de suif	500 grammes.
Essence de romarin	20 —
Camphre	20 —

Opérez de la même façon que ci-dessus.

3º Savon au suc de laitue.

Savon blanc de suif	500 grammes.
Savon d'huile.	150 —

Essence de bergamote. . . .   10   —
Jaune et vert de chrôme dissous dans l'alcool (pour colorer en vert)   15   —

La plupart des parfumeurs ne mettent même pas de savon à l'huile. Ils se contentent de colorer en vert le savon de suif et d'y ajouter l'essence de bergamote ou une autre essence d'un prix moins élevé.

Le savon de thridace est fait absolument de la même façon que le savon de laitue et selon la même formule :

Le suc de laitue et la thridace n'y brillent que par leur absence.

4° Savon à la rose.

Savon blanc de suif. . . . , .   1 kilogr.
Teinture de musc . . . .   25 grammes.
Essence de santal   5   —
  — de géranium rosat. .   15   —
Rose d'aniline dissoute dans
  l'alcool (pour colorer en
  rose).   1   —

Ce savon se vend plus cher que les précé- dents, non point qu'il soit meilleur comme savon, mais à cause du prix des essences.

5° Savon à la fleur d'oranger.

Savon blanc de suif . . . . . .   1 kilogr.
Essence de néroli. . . . .   5 grammes.

Ce savon n'est pas coloré, parce que la fleur d'oranger dont il rappelle l'idée est blanche. On pourrait, dans cette formule, remplacer l'essence de néroli par de l'eau de fleur d'oranger avec laquelle on remanierait le savon :

6º Savon au suc de citron.

Savon blanc de suif . . . . . .   1 kilogr.
Essence de citron . . . . 20 grammes.
    —   de verveine   5   —
    —   de bergamote 30   —

7º Savon blanc de Windsor.

Savon blanc de suif . . . . .   1 kilogr.
Savon à l'huile. . . . . 150 grammes.
Essence de carvi 15   —
    —   de thym. 15   —
    —   de romarin 15   —
    —   de girofle   5   —

Le savon brun de Windsor ne diffère du blanc que par la couleur qu'on lui donne avec un peu de caramel dissous dans l'eau et qu'on incorpore à la pâte.

8º Savon de sable.

Savon blanc de suif. . . . . .   1 kilogr.
Sable tamisé.   2   —
Essence de thym . . . . 20 grammes,
    —   de romarin. 20   —
    —   de lavande 20   —

On peut voir par ces différentes formules que tous les savons sont les mêmes en tant que savons : ils ne diffèrent entre eux que par la couleur, l'odeur et principalement par les noms, quelque peu fantastiques.

CRÈME DE SAVON A L'AMANDE OU CRÈME D'AMANDES

Cette variété de savon, que quelques consommateurs croient être réellement un savon d'amandes, ne diffère des précédents que par sa base alcaline qui est de la potasse au lieu d'être de la soude. En voici la formule :

Axonge clarifiée (graisse de porc).	1	kilogr.
Eau.	600	grammes.
Potasse caustique	160	—
Esprit de vin rectifié.	38	—
Essence d'amandes amères. . . .	3	—

Manipulation. — Faites fondre la graisse dans un vase en porcelaine et faites dissoudre la potasse dans l'eau séparément. Versez peu à peu le lait de potasse dans la graisse fondue en remuant constamment avec une spatule en bois jusqu'à ce que le mélange se fige. Alors la crème est terminée. On laisse refroidir; mais elle n'a pas encore cet aspect nacré qui lui a fait donner son nom. On le lui communique en la triturant longtemps dans un mortier de marbre, et en y ajoutant peu à peu l'alcool dans lequel on a fait dissoudre l'essence d'amandes amères.

CRÈME D'AMBROISIE

Cette préparation se fait de la même manière que la précédente avec de l'axonge et de la lessive de potasse. On colore avec du rose d'aniline que l'on fait dissoudre dans l'alcool en même temps qu'un peu d'essence de menthe anglaise. Quelques parfumeurs donnent à cette crème un autre parfum, à leur volonté.

CRÈME DE CACAO

Elle ne diffère des deux précédentes que par l'odeur du cacao qu'on lui fait prendre par l'adjonction de l'huile de cacao. La fabrication en est la même.

SAVONS TRANSPARENTS

Le savon dur transparent se fabrique avec du savon blanc ordinaire. On le coupe en menus copeaux et on le fait dissoudre dans une quantité suffisante d'alcool bouillant. On donne à la masse la couleur et le parfum qu'on désire, puis on le verse dans les moules et on le laisse dessécher dans un endroit sec et chaud. Cette espèce de savon a été inventée par les Anglais; mais aujourd'hui c'est la France qui en approvisionne l'Angleterre, parce que l'alcool de vin donne un savon bien supérieur à l'alcool de betterave qu'emploient les Anglais.

SAVONS A LA GLYCÉRINE

Le savon à la glycérine se prépare de la même manière que le savon transparent. On remplace seulement l'alcool par de la glycérine.

SAVONS LÉGERS

Le savon léger est du savon blanc ordinaire que l'on fait fondre dans une chaudière où on l'agite fortement par un arbre vertical muni d'ailettes. On procéde comme pour faire le beurre dans une baratte. Pendant l'opération le savon mousse abondamment et augmente de volume par suite de l'incorporation de l'air. En se solidifiant il conserve un aspect poreux; il est très onctueux, très mousseux, et surnage quand on le met dans l'eau, ce qui le rend très commode pour les bains. Le savon à la neige n'est que du savon ordinaire dans la pâte duquel on a incorporé un huitième de son volume d'eau.

SAVONS EN POUDRE

Les savons en poudre ne sont encore que du savon blanc, coupé en menus copeaux, desséchés dans une étuve et pulvérisés à l'aide d'un mortier ou d'un moulin. On passe la poudre au tamis, puis on lui donne le parfum et la couleur que l'on veut. Cette sorte de savon mérite moins de confiance que le savon en pain, parce qu'on le trouve souvent falsifié, tantôt avec de la farine de blé, tantôt avec des poudres de talc, d'albâtre et même avec du plâtre.

Enfin il existe encore dans le commerce le savon de résine, ayant à peu près la couleur de la cire jaune, et fabriqué avec de la soude, du suif, de la résine commune et un peu d'huile de palme.

D'après Chevallier, « le savon dur, de bonne qualité et parfaitement pur, ne doit produire aucune tache sur le papier, ne pas graisser les doigts, ne pas s'humecter à l'air ni se couvrir d'efflorescences; il doit encore, par la dessiccation perdre au maximum 45 pour 100 d'eau, si on se sert de savon blanc, et 30 pour 100 au plus, si l'on opère sur le savon marbré. »

« Le savon doit se dissoudre facilement dans l'eau distillée, de même que dans l'alcool bouillant, qui est son véritable dissolvant. La solution aqueuse est opaline, et mousse fortement par l'agitation; elle présente une faible réaction alcaline au papier de tournesol rougi ; elle précipite en flocons blancs l'eau de chaux et l'eau de baryte, décompose toutes les dissolutions métalliques, et est décomposée par tous les acides qui s'unissent à la base du savon, en séparant les acides margarique, stéarique et oléique »

USAGE DU SAVON

Tout le monde connaît les usages domestiques du savon. Nous n'avons pas besoin de nous y arrêter.

Pour les besoins de la toilette, il n'est pas indifférent de prendre tel ou tel savon. Et d'abord il faut éliminer le savon noir et tous les savons mous sans exception, parce qu'ils sont fabriqués avec des corps gras de qualité inférieure et avec de la potasse. Ils renferment un grand excès d'alcali et par cela même irritent fortement la peau.

Les savons durs, lorsqu'ils ont été bien confectionnés avec des corps gras, huiles, graisses et suifs de bonne qualité, jouissent tous des mêmes propriétés détersives. Cependant on ne se sert guère du savon marbré, qu'on réserve uniquement pour le blanchissage du linge et des étoffes fines. Le savon blanc est à peu près e seul dont on fait usage pour se nettoyer la peau; et comme il sert de base à tous les *savons* dits *de toilette,* on pourrait s'en servir tout aussi bien et avec les mêmes avantages que de n'importe quels savons de toilette. Ce qui fait qu'on choisit ces derniers de préférence, c'est l'odeur, la couleur et surtout le nom pompeux, quelquefois ridicule, dont on les décore. Mais l'odeur et la couleur n'ajoutent rien aux propriétés du savon. Au contraire, certaines couleurs, comme le rose lorsqu'il est produit par le bisulfure de mercure, et le vert par le chromate de potasse et le chromate de plomb, lui communiquent des propriétés dangereuses; on devrait condamner à l'amende tous les fabricants qui emploient ces matières.

Les savons en poudre sont aussi bons que les savons en pain, lorsqu'ils ne renferment pas de substances étrangères; mais ici la falsification est facile et par cela même fort à craindre.

Les lotions savonneuses sont indispensables pour entretenir la propreté. Elles détergent la peau, la débarrassent des débris épidermiques, des résidus de la transpiration et des matières étrangères qui, par leur présence, peuvent provoquer des gerçures, de l'irritation et des éruptions de diverse nature. Elles servent encore à dissiper l'odeur désagréable des sueurs locales.

Beaucoup de femmes ont l'habitude de se laver le visage avec du savon; mais peu de savons peuvent servir à cet usage, parce qu'ils sont tous plus ou moins alcalins et qu'en raison de cette alcalinité, ils altèrent et gercent l'épiderme. La plupart des dartres farineuses qui déparent le teint de certaines femmes, n'ont point d'autre cause que l'emploi du savon. En dehors des besoins journaliers pour le lavage des mains et des bras, c'est surtout dans le bain qu'il faut se servir de savon pour assouplir et déterger la peau.

DES BAINS

Il existe plusieurs espèces de bains, tels que le bain froid, le bain de mer, le bain d'étuve, le bain russe, le bain de sable, de marc de raisin, d'eau minérale, etc, etc. Mais au point de vue de l'hygiène et de la beauté de la peau, nous ne parlerons que des bains qui peuvent nous être utiles.

1° *Bain tiède ou tempéré*.— C'est le bain hygiènique par excellence, celui que toute femme jalouse de conserver sa beauté doit prendre au moins tous les huit à dix jours. La température de ce bain varie entre 25° et 30° centigrades. Toutefois il est impossible de préciser exactement le degré auquel on doit le porter, par la raison que chaque personne a une sensibilité différente, qui fait que tel individu frissonnera dans un bain à 28°, par exemple, tandis que tel autre se plaindra d'y cuire et ne pourra le supporter. On doit donc choisir la température qui paraît le plus agréable et tâcher de la maintenir pendant toute la durée du bain, qui est en général de trois quarts d'heure à une heure.

Le bain tiède produit sur la peau une sensation douce et agréable qui se communique rapidement aux organes intérieurs; il calme l'excitation nerveuse, diminue les battements du cœur, détend les fibres musculaires, délasse des fatigues d'une longue marche ou d'un long voyage, produit une sédation générale et un bien-être qui portent au sommeil.

Il faut pourtant éviter avec le plus grand soin de s'endormir dans la baignoire, parce qu'on a vu plusieurs personnes se noyer ainsi, pour avoir imprudemment cédé à l'attrait de ce dangereux plaisir. Sous l'influence du bain tiède l'épiderme s'imbibe, se gonfle, se ramollit et se détache sous forme de débris furfuracés qui flottent à la surface de l'eau. La peau elle-même s'assouplit, devient plus douce, plus onctueuse et plus sensible; elle se déterge de tous les résidus de la transpiration et des corps étrangers dont elle peut être imprégnée. Mais l'eau seule est incapable d'opérer un nettoyage parfait,

parce qu'elle ne peut dissoudre la matière sébacée, substance grasse, qui s'étend comme un vernis sur toute la surface cutanée. C'est ici que le
savon rend de grands services. Après que la
peau a été ramollie par le bain, il faut faire des
frictions savonneuses qui ont pour résultat de
détacher et d'entraîner tout ce qui a résisté à
l'action de l'eau.

Toutes les femmes doivent prendre des bains
tièdes; mais surtout les femmes nerveuses qui
trouvent dans ce moyen un calme qu'elles cher-
cheraient vainement ailleurs. On dit généralement que les bains affaiblissent. C'est une erreur
en parlant du bain tiède; lorsqu'il ne dépasse
pas la température de 30°, il n'est ni débilitant
ni tonique, c'est-à-dire qu'il ne diminue pas les
forces et qu'il ne les augmente pas.

Le bain chaud seul est débilitant par la
transpiration qu'il provoque.

Il est quelques précautions indispensables que
nous allons signaler aux baigneuses.

La première c'est de ne pas manger avant
d'entrer dans le bain : il faut que le dernier repas remonte à trois heures au moins. La chaleur du bain, faisant affluer le sang vers la pé-
riphérie du corps au détriment des viscères, peut
arrêter brusquement la disgestion et entraîner

des conséquences fâcheuses. Cependant, dès qu'on est dans l'eau, on peut sans aucun danger prendre quelques aliments légers, tels que chocolat, lait, café, thé, etc.

Lorsqu'on est dans le bain, après s'être mouillé le cou et les épaules, on doit éviter avec soin de sortir hors de l'eau et de les exposer à l'évaporation. Il en résulterait un refroidissement capable de provoquer l'explosion de diverses affections graves des poumons.

Au sortir du bain, il faut s'essuyer rapidement le corps avec du linge sec et chaud, et s'habiller avec promptitude, parce que la peau, dépouillée de son furfur épidermique et de l'onctuosité que laisse la transpiration et la matière sébacée, est devenue beaucoup plus sensible à l'action du froid. Par la même raison, il faut éviter les courants d'air et se couvrir même un peu plus que d'habitude en quittant l'établissement des bains. Pendant la froide saison, il serait préférable de prendre les bains chez soi et de se coucher quelques instants immédiatement après le bain.

2° *Bains de son*. — Le son rend le bain plus adoucissant. Il communique à la peau plus de souplesse et de velouté. On le prépare en faisant bouillir pendant un quart d'heure deux

kilogrammes de son dans cinq ou six litres
d'eau qu'on ajoute à l'eau du bain. On peut encore, mais ce moyen est moins efficace, se contenter de mettre le son dans un sac de toile au
fond de la baignoire. On prépare de la même
manière les bains d'amidon qui ont les mêmes
propriétés.

3° *Bains de gélatine.* — Ce bain est émollient.
A une température modérée, il relâche les tissus
et calme l'irritabilité nerveuse; c'est pourquoi
il convient plus particulièrement aux femmes
atteintes de maladies de nerfs. Il rend la peau
souple et onctueuse. On prépare ce bain en faisant dissoudre cinq cents grammes de colle de
Flandre dans quelques litres d'eau très chaude
que l'on mélange ensuite avec l'eau du bain.

4° *Bains de lait.* — Ce genre de bain était
fort usité jadis dans la toilette des dames romaines, qui lui attribuaient, sans doute à cause
de sa couleur, la propriété de blanchir la peau.
On sait que Poppée, femme de Néron, ne voya-
geait jamais sans se faire suivre de cinq cents
ânesses dans le lait desquelles elle se baignait
régulièrement, moins par raison de santé, dit
Plutarque, que par volupté et pour rendre sa
peau plus délicate et plus souple. Considéré à
ce point de vue, le bain de lait est aujourd'hui,

et avec raison, complètement abandonné. On peut le remplacer à moins de frais et d'une manière tout aussi efficace par des bains de son, de gélatine ou d'amidon. Nous connaissons cependant quelques dames qui mélangent à l'eau du bain huit à dix litres de lait.

5° *Bains alcalins.* — Ce bain est plutôt médicamenteux qu'hygiénique ; on ne l'emploie que dans les cas d'éruptions sèches de la peau accompagnées de démangeaisons plus ou moins vives. Il est encore utile pour combattre certains eczémas chroniques qui ont déterminé un épaississement de l'enveloppe cutanée. Sous son influence, la peau se tuméfie légèrement, les écailles furfuracées se détachent et tombent, pour se reproduire encore, mais avec moins d'abondance ; au bout de quelque temps, elles disparaissent pour ne plus se montrer. Le bain alcalin se prépare en faisant dissoudre dans la baignoire, pour un adulte, 250 grammes de carbonate de soude du commerce.

6° *Bains sulfureux.* — Ces bains constituent le remède spécifique des maladies chroniques de la peau. On peut donc y avoir recours toutes les fois qu'il existe une éruption quelconque sur le corps, sauf le cas de fièvres éruptives, comme la rougeole, la variole, etc. Toutes ces petites affections sans nom déterminé, qui sont caractérisées par la présence de *boutons* de diverse nature, avec ou sans démangeaisons, sont heureusement modifiées par l'usage des bains sulfureux et ne tardent pas à disparaître. Il faut seulement prendre ces bains à une température peu élevée et ne pas y séjourner trop longtemps. Les personnes même dont la peau est très sensible doivent en user avec modération et y ajouter 500 grammes de gélatine pour en diminuer les propriétés irritantes. Le bain sulfureux se prépare en faisant dissoudre 100 grammes de sulfure de potassium dans l'eau du bain.

Lorsqu'on se présente dans un établissement de bains avec l'intention de prendre un bain sulfureux et qu'on porte soi-même le sulfure de potassium, il faut avoir soin de demander une baignoire spéciale en bois ou en marbre, car le sulfure de potassium noircit l'étamage des baignoires ordinaires, et le propriétaire de l'établissement ne manque jamais, en pareil cas, de le faire payer au baigneur.

DU TEINT

Le teint est la coloration particulière de la peau du visage. C'est un des caractères distinctifs des principales races qui peuplent la surface du globe terrestre. Ainsi les Européens ont le teint blanc, les Américains l'ont cuivré, les Polynésiens jaune pain d'épice, les Australiens l'ont couleur de suie ou de chocolat, la plupart des peuplades africaines d'une couleur noire plus ou moins foncée. Quelques philosophes ont supposé que cette différence dans la couleur de la peau tenait uniquement à l'influence du climat, à la chaleur des rayons solaires. D'après ce système, s'il était vrai, tous les habitants des pays septentrionaux auraient la peau blanche, parce que le soleil y est moins ardent, tandis qu'en se rapprochant des contrées méridionales la peau deviendrait de plus en plus brune jusqu'à l'équateur où l'on rencontrerait les nègres.

Cette théorie, très séduisante de prime abord, paraît entièrement détruite par les faits. Car, non seulement les peuples qui habitent les différentes régions équatoriales, où règne par conséquent la même température, ne présentent pas la même coloration de la peau, mais il a été impossible de constater jusqu'ici un changement notable de couleur chez les Européens qui depuis plusieurs siècles se sont établis dans ces contrées. Il en est de même des Maures qui, après un séjour de plusieurs siècles, quittèrent l'Espagne aussi basanés qu'il y étaient venus.

La couleur de la peau n'est pas d'ailleurs la seule distinction qui existe entre les diverses races; la principale différence consiste dans la conformation du crâne dont nous n'avons pas à nous occuper ici. Cependant, s'il n'est pas exact de dire que l'influence du soleil est la seule cause de la différence de couleur qu'on observe dans les diverses races humaines, il est incontestable que cette influence se fait sentir jusqu'à un certain point sur la race blanche. Non point que la peau devienne cuivrée, jaune ou noire; mais sans

subir une aussi profonde altération, elle se
modifie dans la plupart de ses propriétés : elle
perd de sa blancheur et de sa souplesse; elle
brunit, devient rugueuse et d'une sensibilité
moins exquise. Cet état de la peau persiste
tant que dure l'action du soleil ou plutôt l'influence de l'air échauffé par les rayons solaires;
mais dès qu'on quitte cette atmosphère pour
entrer dans une atmosphère plus tempérée ou
froide, la peau devient le siège d'une transformation lente; elle se dépouille de son épiderme
bruni et reprend peu à peu toutes ses qualités
premières. C'est ce qui arrive tous les ans pendant l'été aux personnes qui habitent les grandes villes, lorsqu'elles vont soit aux bains de
mer, soit aux stations thermales, en voyage ou
simplement à la campagne. Après quelques semaines d'absence, ces personnes rentrent dans
leur foyer avec un teint brun, demi basané,
qui fait quelquefois le désespoir des femmes.
Mais dans un espace de temps qui varie entre
quinze jours et un mois, l'épiderme se détache,
se renouvelle, et le teint redevient ce qu'il était
auparavant.

Pigment. — Le caractère essentiel du teint
chez les nègres et autres races de couleur, est
constitué par le *pigment.* On appelle ainsi une

substance brune plus ou moins foncée, quelquefois roussâtre, qui s'étend en une couche mince et uniforme entre l'épiderme et le derme. Chez l'homme blanc, le pigment ne s'étale en couches régulières et abondantes que dans l'œil, sur la face interne de la choroïde et sur la face postérieure de l'iris. C'est cette substance qui donne aux yeux leur couleur naturelle, et les personnes qui en sont dépourvues portent le nom *d'albinos*. Sur les autres parties du corps la couche pigmentaire est généralement imperceptible, parce qu'elle n'est ni assez abondante ni assez foncée. Cependant sous l'influence du soleil et d'autres causes, la grossesse, par exemple, le pigment s'accumule quelquefois sur certains points où il constitue une véritable maladie cutanée. Telles sont les *taches de rousseur*, qui se montrent en été sur le visage de quelques personnes et celles qu'on désigne sous le nom de *masque* chez les femmes enceintes. Les petites difformités de la peau, qu'on appelle vulgairement *envies*, *grains de beauté*, ne sont que des amas de matière pigmentaire qui, par une perversion de sécrétion, s'est accumulée sur un seul point.

La beauté du teint dépend de la disposition anatomique de la peau du visage ; de la régularité des fonctions physiologiques, des glandes et des vaisseaux sanguins qui entrent dans sa composition ; et en troisième lieu de l'état de santé ou de maladie.

La peau du visage est plus fine, plus mince et plus lisse que celle des autres parties du corps. Elle est également plus souple et plus mobile, à cause du grand nombre de muscles qu'elle recouvre et qui lui impriment à chaque instant des mouvements divers selon l'expression de la physionomie. Sa couleur blanche, rose ou vermeille, est plus douce, plus tendre et plus sensible que sur tout le reste de la surface cutanée. La moindre émotion de l'âme s'y traduit par un mouvement involontaire plus ou moins apparent et par un changement de couleur. Mais toutes ces qualités du teint n'appartiennent qu'aux enfants et aux femmes.

Les vaisseaux capillaires sanguins de la face sont extrêmement nombreux, extrêmement fins, et la circulation du sang y est beaucoup plus active que sur les autres parties de la peau. C'est pour cela que les impressions morales qui agitent fortement le cœur font affluer le sang au visage et se traduisent par une rougeur instantanée. Le contraire a lieu lorsque sous une influence quelconque les battements du cœur sont affaiblis ;

c'est alors la pâleur qu'on observe. Aussi, pour conserver l'uniformité du teint il faut s'habituer à résister aux émotions de l'âme, de quelque nature qu'elles soient. Car les mêmes impressions se renouvelant fréquemment, il en résulte une altération des capillaires sanguins, et la rougeur, au lieu de n'être que momentanée, finit par devenir permanente.

L'anatomie de la peau nous a montré sur le visage un grand nombre de glandes sébacées dont les fonctions consistent à sécréter une matière huileuse destinée à lubrifier l'épiderme et en entretenir la souplesse. Lorsque ces glandes fournissent une trop grande quantité de matière sébacée, celle-ci s'étend sur la peau du visage, la rend huileuse, luisante, et l'on a alors ce qu'on appelle la *peau grasse*. Si, au contraire, les glandes sébacées ne fonctionnent que d'une manière insuffisante, la peau est sèche, rugueuse et fendillée. Dans les deux cas, il existe une altération du teint, à laquelle on ne peut remédier que par l'usage des cosmétiques.

L'une des conditions les plus indispensables à la beauté du teint, c'est un état de santé parfaite. Vous voulez un beau teint, ayez une belle santé. C'est en vain qu'une femme rongée par une maladie chronique cherchera dans la boutique des parfumeurs de quoi s'embellir le teint ; il faut d'abord soigner la maladie. Ainsi l'anémie et la chlorose sont caractérisées par une pâleur excessive du visage : au lieu de recourir à l'usage des fards rouges pour relever le teint, il faut s'adresser aux médicaments toniques, au fer, au vin de quinquina, aux viandes saignantes, etc.

Le froid et le chaud sont également nuisibles à la beauté du teint. C'est ainsi qu'en hiver on voit un grand nombre de femmes avec des plaques de rougeur sur le nez, sur les joues et sur le menton. En été, au contraire, c'est la chaleur du soleil qui développe des taches de rousseur et les effets du hâle. La chaleur du feu pendant la froide saison est encore nuisible au teint. Il faut éviter autant que possible les deux excès de froid et de chaud.

L'alimentation exerce une grande influence sur le teint. Une nourriture trop succulente, les mets épicés, les boissons alcooliques donnent en général un teint monté en couleurs. Tout le monde sait que les ivrognes de profession portent sur le visage les traces apparentes de leur passion. Une nourriture insuffisante produit au contraire un teint pâle et blème. Les affections de l'estomac qui ont pour résultat d'empêcher la digestion, développent des congestions et des rougeurs au visage. Rien n'est plus dangereux que d'avaler journellement du vinaigre, comme font quelques jeunes filles, pour diminuer leur embonpoint et les couleurs trop vives de leur teint. Le résultat le plus certain, en pareil cas, c'est le développement d'une affection chronique de l'estomac et la perte de la santé pour le restant de leur vie.

Ce qu'il faut en général, c'est une alimentation appropriée à chaque tempérament. Ainsi les femmes douées d'une constitution sanguine, devront s'abstenir d'abord de boissons alcooliques; ne prendre qu'une quantité très modérée de vin coupé avec beaucoup d'eau. Elles choisiront de préférence les viandes blanches, le poisson, les aliments légers et les moins excitants. Celles au contraire, qui ont le tempérament blanc, lymphatique, et le teint pâle, useront de préférence des viandes noires rôties, des vins généreux et, au besoin des ferrugineux et des toniques. En tous cas, les règles d'une bonne hygiène exigent qu'on n'introduise jamais dans son estomac toute la quantité d'aliments ou de boissons qu'il peut contenir. Il vaut mieux se lever de table avec une faim légère qu'avec une menace d'indigestion. On doit espacer les repas de façon à avoir entièrement digéré le premier avant d'en commencer un second.

Je ne puis passer sous silence l'habitude qu'ont certaines femmes de prendre un lavement tous les jours, sous prétexte de conserver la fraîcheur du teint. Cette habitude ne tarde pas à dégénérer en abus et il en résulte toujours de graves inconvénients. Sans doute, il importe d'entretenir la liberté du ventre. Beaucoup de femmes même sont affectées d'une constipation continuelle ; mais il vaut mieux, dans ce cas, recourir de temps en temps à des eaux ou à des tisanes laxatives, à un lavement purgatif, et surtout à un régime.

COSMÉTIQUES POUR LE TEINT

EAUX DE TOILETTE

On peut diviser les eaux de toilette en deux grandes classes : celles qui sont à base d'alcool et celles qui sont composées de différentes eaux distillées ou simplement d'eau ordinaire additionnée de quelques substances plus ou moins hygiéniques, comme la glycérine, etc.

L'eau de pluie, l'eau de rivière, l'eau de source, pourvu qu'elles ne contiennent pas de sels calcaires, pourraient parfaitement suffire à tous les besoins de la toilette ; mais il est rare que les femmes veuillent s'en contenter. Il en est auxquelles il faut des eaux de toilette qui conservent la beauté, guérissent les rides et empêchent de vieillir ; qui rendent au teint la fraîcheur, le velouté et l'éclat d'une jeune fille de quinze ans. Pourvu qu'elles s'étalent sur un beau prospectus ou sur un flacon richement orné, ces promesses absurdes, quelques femmes les croient sans la moindre difficulté. Il y a des maisons de parfumerie qui, poussant le charlatanisme aussi loin que la crédulité féminine, vont jusqu'à vendre à des prix exhorbitants un petit flacon d'eau de Seine additionné de quelques grammes de glycérine. J'ai vu vendre comme remède souverain pour guérir les taches de rousseur, au prix de 20 fr. le flacon, une pincée de poudre d'amidon dans 125 grammes d'eau. Depuis dix ans que j'étudie ou que j'analyse les différents produits de la parfumerie, je suis arrivé à cette conclusion, que les plus belles promesses accompagnent toujours les plus mauvais produits. Je ne veux pas dire que tous les parfumeurs agissent de la même façon. Il y a beaucoup de maisons qui se respectent, qui se contentent d'une rémunération raisonnable et qui ne donnent que de bons articles. Il faut savoir choisir.

Je viens d'analyser une prétendue *Eau de quinine* sortant d'une maison de Paris : non-seulement ce produit ne contient pas la moindre trace de quinine; mais il est plus dangereux qu'utile pour la chevelure qu'il a la prétention de vouloir conserver. C'est une solution de résine de gaïac dans de l'alcool à 80°. L'ignorant qui débite ce cosmétique et qui est peut être de très bonne foi ne sait pas que l'alcool, à ce degré de concentration, irrite d'abord le cuir chevelu et s'évapore rapidement en déposant la résine qui encrasse fortement la tête et colle les cheveux. Je suis convaincu que la plupart des femmes qui ont des rides prématurées les doivent à l'emploi des cosmétiques, eaux de toilette ou fards qu'elles ont employés dans l'espoir de s'embellir et de conserver plus longtemps la fraîcheur de la jeunesse.

L'eau naturelle et le savon détergent suffisamment la peau du visage; mais il y a peu de femmes dont le teint supporte l'action du savon. Celui-ci est toujours plus ou moins alcalin, et lorsque la peau est très sensible comme elle l'est généralement chez les femmes et les enfants, il en résulte une certaine irritation qui se traduit assez souvent par des taches furfuracées analogues à des plaques d'eczéma.

Les eaux de toilette à base d'alcool, qui sont les plus nombreuses, sont celles qu'on doit préférer. Il ne faut point les employer pures, à cause du degré de concentration de l'alcool, mais les couper avec de l'eau naturelle. Elles contiennent toutes des huiles essentielles ou des teintures aromatiques, qui leur communiquent un parfum plus ou moins agréable et leur donnent la propriété de blanchir l'eau. Les meilleures sont fabriquées avec de l'alcool de vin à 85 degrés, avec des essences de première qualité et une très petite quantité de teinture de musc, d'ambre gris, d'iris ou de civette. Les eaux de toilette ainsi préparées répandent un parfum délicieux qui se conserve sur le mouchoir. Lorsqu'on en verse quelques gouttes dans un verre d'eau, celle-ci prend une teinte d'un blanc opalin, sans laisser de dépôt au fond du verre, ni flotter à sa surface de petits amas de matière visqueuse. La couleur blanchâtre communiquée à l'eau est due uniquement à la présence des huiles essentielles.

Les eaux de toilette préparées avec l'alcool de vin se bonifient en vieillissant, tandis qu'au contraire celles qui sont préparées avec de l'alcool de betterave ou de grain se détériorent.

Beaucoup de personnes ont horreur du musc, et ce parfum très pénétrant est en effet fort désagréable lorsqu'il est seul; mais combiné en petites proportions avec d'autres essences, il leur donne la fixité, passe entièrement inaperçu pour un odorat peu exercé, et forme la base des meilleurs cosmétiques. Il est même impossible de fabriquer une eau de toilette, agréable à l'odorat, ayant de la fixité sur le mouchoir, sans y introduire un peu de musc. Je connais beaucoup de dames qui détestent l'odeur du musc et qui en usent tous les jours sans s'en douter.

Les eaux de toilette de deuxième qualité peuvent facilement être reconnues. D'abord elles sont fabriquées avec de l'alcool de betterave à 60 ou 70°. Et comme cet alcool ne peut pas dissoudre une quantité d'huiles essentielles suffisante pour blanchir l'eau, les parfumeurs sont obligés d'y ajouter en assez grande proportion des résines de tolu, de benjoin ou autres, qui communiquent à l'eau une couleur d'un blanc laiteux et laissent flotter à sa surface de petits fragments de résine. En outre, au bout de quelques heures, on remarque toute la résine tombée au fond de l'eau, tandis que celle-ci redevient aussi limpide qu'avant qu'on y eut versé l'eau de toilette. Ces eaux de toilette ont un parfum peu agréable et qui ne persiste pas sur le mouchoir. La raison en est qu'elles contiennent trop peu d'essences aromatiques et que celles-ci sont en outre le plus souvent falsifiées ou de mauvaise qualité.

Dans toutes les formules d'eau de toilette que

donnent les manuels de parfumerie on trouve constamment le tolu, le benjoin ou le styrax. On dirait que la présence d'au moins une de ces substances est absolument indispensable à la confection des eaux de toilette. Cependant si l'on se demande quelle est leur action sur la peau, on trouve quelle est plutôt nuisible qu'utile. En effet, toutes ces résines solubles dans l'alcool, sont précipitées par l'eau sous forme d'émulsion blanche, c'est-à-dire que l'eau les sépare de l'alcool et les maintient quelque temps en suspension sous forme de poudre blanche, fine et visqueuse ; de sorte que si l'on se lave le visage avec un tel mélange, la matière visqueuse adhère à la peau, l'irrite, l'encrasse au lieu de la nettoyer, bouche l'orifice des glandes cutanées et peut provoquer des éruptions de diverse nature. C'est ainsi que le *lait virginal,* par exemple, qui n'est qu'un mélange d'eau et de teinture de benjoin est réputé guérir les taches de rousseur, alors qu'il ne fait que les masquer par un léger dépôt de résine. On pourrait éviter ces inconvénients si on avait la précaution de mélanger les teintures résineuses avec une solution de saponine qui jouit de la propriété de maintenir les émulsions de ce genre.

Il existe encore des eaux de toilette à base

d'alcool, et qu'on pourrait appeler de troisième qualité. C'est de l'eau-de-vie à 40 ou 45°, incapable de dissoudre ni essences, ni résines. Pour cette raison, elle ne blanchit point l'eau. Ces eaux de toilette sont les plus communes : on les vend à très bas prix dans les bazars et dans les petites maisons de parfumerie. La plupart des eaux de lavande appartiennent à cette catégorie.

Voici quelques formules d'eaux de toilette les plus connues :

Eau de Cologne.

Alcool de vin à 85°.	1 litres.	
Essence de néroli	6 grammes.	
— de romarin.	5	—
— de bergamote	5	—
— de citron.	10	—
— de zestes d'orange. .	10	—

Mêlez le tout ensemble et agitez. Laissez reposer pendant quelques jours, puis filtrez sur un entonnoir en verre avec un filtre en papier ou simplement avec une boulette de coton au fond de l'entonnoir.

Cette formule, quoique simple, est une des meilleures, et nous la recommandons aux personnes qui voudraient préparer elles-mêmes leur eau de Cologne. Elle donne un produit de première qualité qui répand un parfum délicieux.

Seulement il faut avoir soin d'acheter les essences dans une bonne maison, afin de les avoir pures; car elles sont fréquemment falsifiées, surtout l'essence de romarin qui contient souvent de la térébenthine. On comprend qu'avec de pareilles essences on obtienne une mauvaise eau de Cologne même en suivant une bonne formule. Enfin, il faut encore de l'alcool de vin et non point de betterave. Ces alcools ne peuvent être remplacés l'un par l'autre. Le premier possède un arome particulier dù à la présence de l'éther œnanthique, qui n'existe pas dans le second. C'est pourquoi l'eau de Cologne préparée avec l'esprit de vin devient tout à fait supérieure en vieillissant et acquiert une grande valeur, tandis que celle qu'on prépare avec l'esprit de grain ou de betterave reste la même ou se détériore.

On a publié un grand nombre de recettes pour la fabrication de l'eau de Cologne; mais la plupart des auteurs qui les ont données n'ont aucune connaissance pratique ni théorique du sujet qu'ils ont traité. D'autres, pour faire étalage d'une science qu'ils ne possédaient pas, sont allés chercher dans les ouvrages de botanique toute la collection des plantes aromatiques pour composer leur eau de Cologne : de sorte que si l'on voulait suivre leur formule, on obtiendrait un produit sans nom et sans aucun caractère comme parfum.

Aujourd'hui chaque maison de parfumerie prépare son eau de Cologne; mais on en trouve bien peu de bonne qualité, autant à cause de l'alcool que des essences de mauvaise qualité qu'on emploie. En outre, comme l'alcool n'est pas pur et qu'on veut mettre peu d'essences, on ajoute toujours du benjoin ou du tolu pour lui communiquer la propriété de blanchir l'eau, alors qu'une eau de Cologne de bonne qualité doit produire cet effet sans le secours des résines.

Le moyen que nous indiquons pour fabriquer soi-même l'eau de Cologne consiste à mélanger simplement l'alcool avec les essences; mais pour obtenir un produit parfait, il faudrait distiller l'alcool avec les essences citrines et ajouter ensuite le romarin et le néroli. Ce dernier procédé exige des appareils qu'on n'a pas généralement chez soi; c'est pourquoi nous ne nous arrêterons pas à le décrire. On se contentera d'opérer par simple mélange.

Au point de vue de la toilette, l'eau de Cologne, coupée avec l'eau naturelle, est un excellent cosmétique. Le parfum en est fort agréable,

mais de courte durée : au bout de quelques
instants il n'en reste plus de trace.

Eau de Hongrie.

L'eau de Hongrie, qu'on appelle encore Eau
de la reine de Hongrie, est une espèce d'eau
de Cologne. Elle en diffère un peu par le parfum, mais comme cosmétique les effets en sont
les mêmes. Elle est extrêmement agréable à
l'odorat et on peut la faire respirer aux *femmes
nerveuses* pendant les crises. Elle dissipe les
pesanteurs de tête. En voici la formule :

Alcool de vin à 85°	1 litre.	
Essence de rose	2	grammes.
— de néroli	2	—
— de romarin	12	—
— de citron	8	—
— de mélisse	8	—
— de menthe	2	—

Eau de Portugal.

Alcool rectifié	1 litre.	
Essence de bergamote	7	grammes.
— de citron	15	—
— d'écorce d'orange . .	50	—
— de géranium rosat . .	7	—

Eau de Lisbonne.

Alcool rectifié	1 litre.	
Essence d'écorce d'orange . .	30	grammes.
— de zeste de citron . .	15	—
— de géranium rosat . .	7	—

Ces deux dernières eaux de toilette peuvent se faire avec de l'alcool du Nord ou de betterave; mais l'alcool de vin en rend la qualité bien supérieure.

On remarquera qu'il n'existe point de tolu ni de benjoin dans ces diverses recettes, et cependant toutes ces eaux de toilette blanchissent l'eau; mais d'une teinte d'opale et non d'un blanc laiteux, ce qui aurait lieu si elles contenaient des résines.

Après avoir laissé le mélange d'alcool et des diverses essences reposer pendant quelques jours, on pourrait mettre en flacons sans filtrer ; mais si l'on veut obtenir un liquide parfaitement limpide et qui flatte la vue, le filtrage est indispensable. On le pratique comme nous l'avons dit plus haut pour l'eau de Cologne. Il faut avoir soin de laver les flacons à l'alcool, parce que s'il restait quelques gouttes d'eau dans le fond, cette eau blanchirait et troublerait la limpidité de l'eau de toilette.

Eau de lavande.

Alcool rectifié	1 litre.
Essence de lavande	30 grammes.
Eau de rose.	150 —

Laissez reposer deux ou trois jours et filtrez.

L'essence de lavande du commerce est fréquemment falsifiée avec de l'essence de térébenthine, ce qui donne à l'eau de lavande un parfum désagréable. Le moyen de reconnaître cette falsification est très simple : on verse une partie d'essence dans cinq parties d'alcool rectifié. Si la solution est complète, il n'y a point de falsification ; s'il reste quelques gouttes d'huile non dissoute dans le fond du flacon, c'est qu'on est en présence d'une essence falsifiée.

Eau-de-vie de lavande ambrée.

Alcool de vin à 85°	1	litre.
Essence de lavande	33	grammes.
Teinture d'iris.	50	—
— de musc.	8	—
— de civette	10	—
— d'ambre gris.	30	—

Cette formule, que nous avons exécutée plusieurs fois, donne un produit de première qualité, mais qui revient à un prix très élevé. Le parfum en est exquis et persiste plusieurs jours sur le mouchoir.

Ce qu'on vend sous le nom d'eau de lavande ambrée, ne contient pas la moindre trace d'ambre gris. Cette substance coûte actuellement plus de 4000 francs le kilogramme, et comme son parfum est peu pénétrant, il en faut une assez forte dose par litre d'alcool.

Or, le prix auquel se vend l'eau-de-vie de lavande ne permet pas d'y introduire la plus petite parcelle d'ambre gris. Ce parfum n'existe donc que sur les étiquettes.

Eau des mille-fleurs.

On vend sous ce nom une eau de toilette qui n'est qu'une espèce de pot-pourri, et dans la composition de laquelle on fait entrer une multitude de fleurs odorantes dont le nombre et la variété dépendent uniquement du caprice du fabricant. Aussi chaque parfumeur a sa formule, et il l'exécute plus ou moins bien. En voici une tirée de l'ouvrage de Piesse, traduit par O. Réveil. On jugera de la difficulté d'une pareille composition, c'est un tour de force :

Esprit de roses triple	0,56	litre.
— de roses (de pommade).	0,28	—
— de tubéreuse (de pommade)	0,28	—
— de jasmin (de pommade)	0,28	—
— de fleurs d'oranger (de pommade).	0,28	—
— de cassie (de pommade).	0,28	—
— de violettes (de pommade)	0,28	—
Teinture de cèdre	0,14	—
— de vanille	56	grammes.
— d'ambre gris.	56	—

— de musc	56	grammes.
Essence d'amandes	10	gouttes.
— de néroli	10	—
— de girofle.	10	—
— de bergamote	28	grammes.

Laissez tous ces ingrédients ensemble pendant quinze jours et filtrez.

On se demande vraiment à quoi peuvent servir tous ces parfums dont la plupart, d'un prix très élevé, se neutralisent mutuellement.

L'Eau à la maréchale, l'Eau de mousseline, sont des compositions analogues, qui n'ont pas plus leur raison d'être l'une que l'autre.

Eau athénienne.

Rien n'est plus variable que la formule de cette eau de toilette. Chaque parfumeur la fait à sa façon. Il n'y a qu'une chose qui ne change pas, c'est le nom. Voici deux formules différentes :

1° Alcool à 90°.	1	litre.
Essence de girofle.	2	grammes.
— de bergamote	20	—
— de citron	15	—
— de géranium	5	—

Eau athénienne à la violette.

2° Alcool	1	litre.

Teinture d'iris [1]	100 grammes.	
Extrait de musc	8	—
— de civette.	10	—
Essence de cédrat	20	—
— de girofle.	2	—

La deuxième formule est supérieure à la première en ce sens que le parfum en est plus doux et plus stable. Il se fixe parfaitement sur le mouchoir.

On fait encore une eau athénienne pour l'entretien de la chevelure. Nous en parlerons plus loin.

En résumé, toutes les eaux de toilette que nous venons de passer en revue ont un principe commun, invariable, qui est l'alcool. Le parfum n'est que pour flatter l'odorat; il est nul au point de vue de l'hygiène. C'est donc d'après la qualité et le degré de l'alcool qu'on doit juger de la valeur d'une eau de toilette.

Eaux de toilette sans alcool.

On peut appeler ainsi toutes les eaux émollientes ou astringentes dont on fait usage pour les besoi s journaliers de la toilette, telles que

1. La teinture d'iris est une macération de 1 kilogramme de poudre d'iris de Florence dans 4 kilogrammes d'alcool.

les eaux de fleurs de sureau, de racine de guimauve, de son, de mélilot, de feuilles de noyer,
d'écorce de chêne, etc.; mais toutes ces eaux
ne peuvent se conserver longtemps et on les
prépare généralement au moment de s'en servir. Cependant les eaux distillées de rose, de
fleurs d'oranger, de myrte, se conservent en
flacons, ce qui a permis à quelques parfumeurs
d'en faire des spécialités sous des noms divers.
Telles sont les eaux d'Anges et de Ninon.

Eau d'anges.

L'eau d'Anges n'est que l'eau distillée de la
fleur du myrte commun. Elle répand un parfum assez agréable, est légèrement tonique et
astringente; malheureusement le charlatanisme
s'est emparé de cette étiquette pompeuse et
aujourd'hui l'on vend sous le nom d'eau d'Anges toute espèce de liquide plus ou moins mal-
sain.

Eau de Ninon.

La légende raconte que Ninon de Lenclos
conserva sa beauté et ses charmes jusqu'à l'âge
de 85 ans, grâce à une eau merveilleuse dont
un magicien inconnu lui avait donné un flacon.
On ne dit pas quelle était la capacité de ce flacon où Ninon puisa toute sa vie. Mais l'his-

toire nous montre cette femme exceptionnelle brillant moins par sa beauté physique que par les charmes de son esprit, de son intelligence et de son caractère enjoué. Ce sont là surtout les charmes qu'elle sutcon server. Quoi qu'il en soit, la parfumerie a été moins discrète que le magicien; elle a dévoilé le secret de Ninon. Et chose plus singulière encore, elle a trouvé que Ninon se servait de glycérine 200 ans environ avant la découverte de celle-ci : car le fameux secret de Ninon est un mélange d'eau et de glycérine dont voici la formule :

Eau de roses . . . . 500 grammes.
Glycérine purifiée 25   —

On peut sans le moindre inconvénient porter jusqu'à 50 grammes la dose de glycérine.

Il existe encore d'autres formules d'eau de Ninon. En voici une qui nous a été révélée par l'analyse :

Eau de fleurs d'oranger. . . 250 grammes.
Glycérine. 15   —
Poudre d'iris 10   —
Bichlorure de mercure. . . . 25 milligr.

Cette dernière laisse déposer au fond des flacons la poudre d'iris qui est insoluble dans l'eau. Elle est supérieure à la précédente en ce sens que le sel de mercure, quoique toxique, peut contribuer à effacer les petites taches furfuracées qui se montrent quelquefois sur la peau du visage. Nous croyons cependant qu'il serait peu prudent de s'en servir tous les jours.

Enfin il existe encore une autre formule que le docteur Startin recommande comme lotion et dont on peut faire journellement usage. Elle est préférable aux deux précédentes, la voici :

> Eau de fleurs d'oranger. . . .   1 litre.
> Glycérine. . . . .   50 grammes.
> Borax.   10   —

Elle doit être employée plus particulièrement par les personnes qui ont la peau sèche et rugueuse. On peut encore s'en servir, et c'est là surtout son principal emploi, pour oindre la peau avant d'appliquer la poudre de riz. C'est un moyen simple et commode pour rendre celle-ci plus adhérente.

VINAIGRES AROMATIQUES

Les vinaigres aromatiques, au point de vue qui nous occupe, sont employés de trois façons différentes : 1° *pour les usages de la toilette ;* 2° *en inhalations ;* 3° *à titre d'antiseptiques.*

Pour bien faire comprendre tout ce que nous avons à dire au sujet des vinaigres aromatiques, nous allons étudier rapidement les différentes sources du vinaigre et ses effets physiologiques sur la peau.

Vinaigre. — On nomme vinaigre le vin aigri, c'est-à-dire le vin dont *l'alcool* a été transformé en *acide acétique* sous l'influence du contact de l'oxygène de l'air et d'un ferment particulier appelé *mycoderma aceti.* Ce mycoderme est une sorte de champignon microscopique sans la présence duquel, d'après M. Pasteur, aucun liquide alcoolique ne peut devenir acescent (aigre.) Ainsi tout liquide alcoolique, à la manière du vin, se transforme en vinaigre sous cette double influence : telles sont les eaux-de-vie de grain, de betterave, de pommes de terre, de mélasse, la bière, le cidre, le poiré, etc. De là l'extension du mot vinaigre donné à toute espèce de liqueur ayant subi la transformation acétique. On applique encore le nom de vinaigre à certains produits de l'industrie plus ou moins chargés d'acide acétique, comme le vinaigre de bois ou acide pyroligneux, le vinaigre radical ou acide du verdet. Il existe donc un grand nombre de vinaigres; mais, relativement à leur mode de fabrication, on peut les réduire à quatre qui sont : l'*acide acétique pur*, l'*acide pyroligneux*, le *vinaigre radical* et le *vinaigre de vin* avec ses congénères tels que les vinaigres de poirée, de bière, de cidre, etc.

1° *Acide acétique.* — L'acide acétique *normal* ou *cristallisable* est un liquide incolore, limpide, d'une odeur vive, pénétrante et caractéristique. Sa saveur est caustique et mordicante. On l'obtient par la distillation des acétates. Lorsqu'on en met une goutte sur la peau, il ne tarde pas à développer une vive sensation et à produire une ampoule à la façon du vésicatoire. En chirurgie on s'en sert pour cautériser les aphtes, les vésicules d'herpès, les verrues et les cors aux pieds.

2° *Vinaigre de bois.* — Ainsi appelé parce qu'il provient de la distillation du bois : on le désigne encore sous la dénomination d'*acide pyroligneux* lorsqu'il n'est pas entièrement débarrassé du goudron avec lequel il se trouve plus ou moins mélangé pendant la distillation. Un stère de bois de sapin donne 44 kilogrammes de goudron et 375 litres d'acide pyroligneux. Lorsque celui-ci a été complètement purifié, il présente la même composition que l'acide acétique normal étendu d'eau.

3° *Vinaigre radical.* — Ce vinaigre s'obtient par la distillation de l'acétate de cuivre qu'on désigne vulgairement sous le nom de verdet ou *vert-de-gris.* On comprend combien ce vinaigre peut être suspect s'il n'a pas été entièrement purifié.

4° *Vinaigre de vin.* — C'est le meilleur, le seul qui devrait être employé dans l'art culinaire, malheureusement il n'en est pas ainsi et l'on trouve chez les épiciers beaucoup plus d'acide acétique étendu d'eau que de vrai vinaigre de vin. Celui-ci est rouge ou blanc selon qu'on s'est servi pour sa fabrication de vin rouge ou de vin blanc; mais, quelle que soit

7

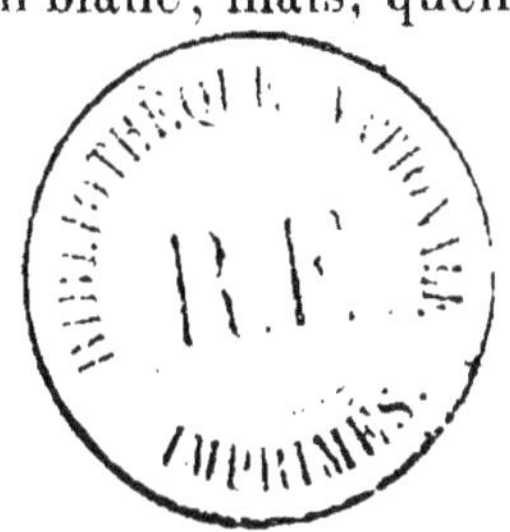

sa couleur, il renferme tous les éléments du vin sauf l'alcool qui a été transformé en acide acétique. Le vinaigre blanc est généralement le plus estimé. Les vinaigres de bière, de cidre et de poiré sont très peu employés, parce qu'ils se conservent difficilement à cause du peu d'acide acétique qu'ils renferment.

Usages. — L'acide acétique concentré est une substance irritante très énergique et même caustique. Il jouit de la propriété toute particulière de ramollir et de dissoudre l'épiderme, c'est pourquoi on s'en sert pour détruire les cors aux pieds. On l'emploi également pour cautériser les végétations charnues.

Le vinaigre pur ou étendu d'eau s'applique journellement en lotions, en frictions ou fomentations, à titre d'agent rubifiant ou révulsif. Tout le monde connaît les bains de pieds à l'eau vinaigrée : ces sortes de pédiluves irritent fortement la peau et appellent le sang vers les membres inférieurs.

Vinaigres de toilette.

Les vinaigres de toilette sont fabriqués avec du vinaigre de bois, de l'eau, de l'alcool et quelques essences aromatiques ; mais c'est toujours le vinaigre qui domine en grande partie.

Or, comme nous venons de voir que ce liquide irrite fortement la peau et peut même dissoudre l'épiderme après l'avoir ramolli, je ne crains pas de proscrire d'une façon absolue les vinaigres aromatiques de la toilette du visage. A ces bonnes raisons je puis en ajouter une autre : c'est que le vinaigre, même étendu d'eau, coagule le savon sur place et le décompose. Il s'empare de la potasse ou de la soude pour former un acétate et met les acides gras en liberté Ces derniers ne sont plus enlevés par l'eau, ils pénètrent dans les orifices des glandes cutanées, rancissent et déterminent des inflammations de diverse nature qui se traduisent par des boutons, des rougeurs, des taches furfuracées, etc.

Vinaigre de Bully.

Je ne donnerai qu'une seule formule de vinaigre de toilette, c'est celle du vinaigre de. Bully dont le brevet est expiré, la voici :

Eau	3500	grammes.
Alcool à 85°.	1750	—
Essence de bergamote . . .	15	—
— de citron.	15	—
— de Portugal	6	—
— de romarin.	12	—
— de lavande.	2	—
Néroli	2	—
Alcool de mélisse.	250	—

Mêlez, agitez et laissez reposer vingt-quatre heures; puis ajoutez :

Teinture de benjoin.
— de tolu. . .
— de storax .   } De chaque, 30 gram.
— de girofle .

Agitez de nouveau et ajoutez : vinaigre distillé un kilogramme, filtrez ; douze heures après ajoutez : vinaigre radical 45 grammes.

Ainsi, le vinaigre de Bully qui passe pour un des meilleurs doit être exclu de la toilette des femmes pour deux raisons : la première, parce qu'il est vinaigre, c'est-à-dire parce qu'il contient de l'acide acétique, lequel irrite la peau et attaque en même temps l'épiderme; la seconde, parce qu'il renferme une forte proportion de résines et que celles-ci, employées uniquement dans le but de blanchir l'eau, constituent un danger pour la peau du visage.

Ce que je dis du vinaigre de Bully s'applique à plus forte raison à tous les autres; c'est pourquoi il me paraît inutile de donner d'autres formules.

Il existe dans le commerce quelques vinaigres dentifrices; mais il faut se garder avec le plus grand soin de mettre ces liquides en contact avec les dents dont l'émail serait rapidement détruit.

Vinaigre anglais.

On désigne sous la dénomination de vinaigre anglais ou *sel de vinaigre*, l'acide acétique concentré, aromatisé avec des essences de diverse nature; tel est le mélange suivant :

Acide acétique cristallisable. 200 grammes.
Camphre   20   —
Essence de lavande   5   —
    —   de romarin   5   —
    —   de cannelle   2   —

On fait dissoudre d'abord le camphre en poudre dans l'acide acétique, puis on ajoute les essences. On laisse reposer pendant quelques jours après lesquels on filtre avant de s'en servir.

Ce vinaigre est extrêmement caustique; il est uniquement destiné à être respiré dans les cas de crises nerveuses, de syncope ou d'asphyxie. Pour cela on l'introduit dans de petits flacons de fantaisie ou dans des boîtes en argent, qu'on a préalablement remplies de débris d'éponge ou de fragments de sulfate de potasse. Cet usage est parfaitement justifié par l'excitation que provoquent sur la membrane pituitaire les vapeurs du vinaigre. Son emploi en pareils cas est d'une utilité réelle. Seulement il faut avoir soin de présenter le flacon débouché à l'orifice des narines sans le renverser, parce que si on laissait tomber quelques gouttes de vinaigre sur les ailes du nez ou sur les lèvres, il en résulterait une véritable brûlure, ce qu'il nous a été donné d'observer plusieurs fois.

Vinaigres antiseptiques.

La mode de ces vinaigres est venue de ce qu'on supposait que les personnes qui en faisaient usage, se préservaient ainsi des maladies contagieuses. C'est sans doute l'histoire du vinaigre des quatre voleurs qui a donné lieu à cette croyance. La légende raconte que, pendant la peste de Marseille, quatre individus, grâce à l'usage de ce préservatif, purent approcher sans danger un grand nombre de pestiférés, et que, sous prétexte de les soigner, ils dépouillaient les morts et les malades. Arrêtés plus tard, pour rendre compte de leurs actes devant la justice, l'un d'eux échappa aux galères en révélant le secret de la composition de ce prophylactique. En voici la formule :

Vinaigre des quatre voleurs.

Sommités sèches de grande
  absinthe. . . . .   40 grammes.

Sommités sèches de petite absinthe.	40	grammes
Romarin.	40	—
Sauge	40	—
Menthe.	40	—
Rue des jardins.	40	—
Fleurs de lavande.	40	—
Calamus aromaticus	5	—
Écorce de cannelle	5	--
Girofle.	5	—
Noix muscade.	5	—
Ail.	5	—
Camphre	10	—
Vinaigre radical.	40	--
Vinaigre blanc	2500	—
Alcool	30	—

Faites macérer tous ces ingrédients, excepté le camphre et l'alcool, dans le vinaigre, pendant une quinzaine de jours ; exprimez ensuite et filtrez. Faites dissoudre le camphre dans l'alcool et mêlez le tout ensemble.

Le vinaigre des quatre voleurs a longtemps joui d'une grande réputation comme antiputride et désinfectant ; mais depuis les découvertes de la chimie moderne, il est à peu près entièrement abandonné. On lui substitue avec de grands avantage le chlore, le phénol, l'acide phénique, l'acide salicylique et ses composés, les sulfites et hyposulfites, le sulfate de fer, l'ammoniaque, etc. Toutes ces substances agissent en détruisant les miasmes et les gaz délétères, tandis que le vinaigre aromatique ne fait qu'en masquer l'odeur sans neutraliser leur fâcheuse influence.

Le seul usage rationnel qu'une femme puisse faire du vinaigre aromatique, c'est pour sa toilette intime. Là il rendra le plus souvent des services incontestables. Inutile d'ajouter qu'en pareil cas, il ne doit jamais être employé pur, mais coupé avec de l'eau. Pour les personnes qui désireraient en faire un tel usage, nous donnons la formule suivante beaucoup plus simple que celle qui précède :

Eau-de-vie	500 grammes.
Feuilles de roses sèches . . .	100 —
Essence de girofle	3 —
— de lavande	20 —
Résine de benjoin	25 —

Faites macérer trois ou quatre jours ; ajoutez un litre de vinaigre, passez et filtrez.

LAITS OU ÉMULSIONS

En parfumerie on désigne sous le nom de *laits* tous les liquides qui ressemblent plus ou moins au lait de vache, mais qui ne sont en réalité que des *émulsions* de fruits ou de résines. Ces sortes de cosmétiques sont généralement très recherchés des femmes, parce qu'elles se figurent qu'en en faisant usage pour leur toilette, elles communiqueront à la peau la blancheur du liquide qu'elles emploient.

Presque toutes les espèces de noix, les noisettes, les amandes, les pistaches dépouillées de leur pellicule et pilées avec quatre ou cinq fois leur poids d'eau, produisent un liquide qui présente une grande analogie avec le lait de vache.

Cette apparence laiteuse est due à l'extrême division dans l'eau, de l'huile que renferment tous ces fruits.

Lorsqu'on fait dissoudre dans l'acool une résine comme le benjoin, le tolu, le storax, et qu'on verse cette solution dans l'eau, il se produit aussitôt une émulsion laiteuse semblable, en apparence, à celle qu'on obtient avec les fruits, mais dont les propriétés sont essentiellement différentes.

On peut donc obtenir deux sortes de laits selon qu'on emploie des fruits ou des résines : les premiers sont huileux, les seconds résineux. Cette distinction est de la plus haute importance au point de vue de l'hygiène du teint, puisque les uns sont utiles et les autres nuisibles.

ÉMULSIONS DE FRUITS

Ces préparations constituent d'excellents cosmétiques pour la toilette du visage. Elles n'attaquent jamais l'épiderme et n'altèrent en rien le tissu cutané, contrairement à beaucoup d'eaux de toilette. Elles détergent la peau, la débarrassent de toutes les matières grasses et impures, la rendent plus blanche, plus souple, plus douce et plus brillante. Les personnes dont la peau trop délicate et trop sensible ne peut pas supporter les lotions savonneuses ou alcoolisées trouvent dans ces sortes de laits tout à la fois un cosmétique et un remède contre l'irritabilité. Tout le monde sans exception peut en faire usage. On les emploie purs ou coupés avec de l'eau ordinaire. Les produits qui entrent dans leur composition sont faciles à se procurer; smai quand on les prépare soi-même, il faut apporter beaucoup de soins à la manipulation, sous peine de ne point réussir.

Les émulsions le plus généralement employées sont celles dites *de roses*, *d'amandes*, *de pistaches*, et *de concombre*.

1º Lait de roses.

Amandes douces décortiquées	125	grammes.
Eau de roses	600	—
Cire blanche	7	—
Blanc de baleine.	7	—
Savon blanc fin.	7	—
Alcool à 60°	60	—
Essence de roses.	1	—

Au lieu de l'essence de roses qui est extrèmement chère et qu'il est difficile de se procurer, on peut employer 5 grammes d'essence de géranium rosat qui est très suave et moins péné trante que la première.

Manipulation. — Prenez les amandes et plongez-les dans l'eau bouillante pendant quelques secondes, ce qui vous permettra d'enlever facilement la peau fine qui les enveloppe. C'est ce qu'on appelle décortiquer les amandes. Retranchez avec soin toutes les parties tachées ou endommagées. Écrasez-les dans un mortier très propre en y versant peu à peu l'eau de roses. Vous obtiendrez ainsi une émulsion épaisse que vous passerez sur un tamis très propre ou à travers une mousseline ayant déjà été lavée (la mousseline *neuve* est impropre à cet usage). Il est important de filtrer l'émulsion sans presser la pâte sur le tamis ou dans la mousseline.

Cette première opération terminée, râpez le savon ou divisez-le en petits copeaux dans un vase que vous ferez chauffer au bain-marie. Faites-le fondre en y ajoutant un peu d'eau de roses, et, lorsqu'il sera entièrement fondu, introduisez dans le même vase la cire et le blanc de baleine sans les diviser en menus morceaux. Faites fondre le tout ensemble lentement et en le remuant de temps en temps.

Faites dissoudre dans l'alcool l'essence de roses ou de géranium rosat.

Lorsque ces trois préparations sont terminées dans trois vases différents, on prend d'abord le mélange de savon, de cire et de blanc de baleine et on le verse peu à peu dans le lait d'amandes, en agitant légèrement avec une spatule. Ce premier mélange accompli, on verse l'alcool goutte à goutte en continuant de remuer. Il est de la plus grande importance de n'ajouter l'alcool que très lentement, parce que si on le verse tout d'un coup, il est fort à craindre qu'il coagule le lait. Pendant cette opération la température du mélange s'élève, ce qu'il faut éviter soit en agitant vivement, soit en plongeant le vase dans l'eau froide.

Lorsque le lait est ainsi obtenu, on le passe une seconde fois et on le conserve dans des flacons hermétiquement bouchés.

2° Lait d'amandes.

Amandes amères décortiquées.	125	grammes.
Eau distillée ou eau de sureau	600	
Cire blanche	7	—
Blanc de baleine.	7	—
Savon d'huile.	7	—
Alcool à 60°	60	—
Essence d'amandes amères .	2	—
— de bergamote.	6	—

La manipulation du lait d'amandes est absolument la même que celle du lait de roses. On traite de la même façon les amandes, la cire, le savon et le blanc de baleine. Quant aux essences, quel qu'en soit le nombre, on doit toujours

les faire dissoudre préalablement dans l'alcool.
A la place de l'eau distillée, nous conseillons de
préférence l'eau de fleurs de sureau. Le lait est
plus adoucissant et en quelque sorte plus moelleux pour la peau. C'est ce lait d'amandes qu'on
vend en parfumerie sous différents noms tels
que *Amandine*, *Amygdaline*, etc.

3° Lait de pistaches.

Pistaches	125 grammes,	
Eau de fleurs d'oranger . . .	600	—
Savon de palme.		
Huile verte . . .		
Cire	De chaque. 7	—
Blanc de baleine.		

Préparez ce lait comme les deux précédents.
On n'y met ni essences, ni alcool. L'eau de fleurs
d'oranger lui communique un parfum suffisant
et peut le conserver.

4° Lait de concombre.

Amandes douces décortiquées	125 grammes.	
Jus de concombre	600	—
Alcool à 60°	200	—
Huile verte . . .		
Cire blanche. . .		
Savon d'huile . .	De chaque. 7	—
Blanc de baleine.		

Faites bouillir pendant quelques secondes le
jus de concombre; refroidissez-le promptement

et filtrez-le à travers une mousseline. Vous traiterez le reste comme pour le lait de roses.

LAITS RÉSINEUX

Toutes les résines sont solubles dans l'alcool, tels sont le benjoin, le tolu, le gaïac, le storax, les baumes du Pérou, de la Mecque, etc. Lorsqu'on a fait dissoudre une quelconque de ces ésrines dans l'alcool et qu'on verse celui-ci dans une certaine quantité d'eau, il se produit une émulsion blanche à laquelle on donne le nom de lait, et dont le type est le *lait virginal*.

Teintures. — La solution d'une résine dans l'alcool prend le nom de *teinture alcoolique*. Ainsi les teintures alcooliques de benjoin, de tolu, de gaïac, s'obtiennent en faisant dissoudre ces diverses substances dans l'alcool.

Dans la pratique on supprime généralement le mot *alcoolique* et l'on dit simplement teinture de benjoin, teinture de gaïac, etc. Toutes ces teintures se préparent de la manière suivante :

1° Teinture de Benjoin.

Benjoin pulvérisé. . . . . . . 100 grammes.
    dans alcool à 86° 400   —

2° Teinture de tolu.

Baume de tolu pulvérisé . . 100 grammes.
    dans alcool à 86°. 400   —

3° **Teinture de gaïac.**

Résine de gaïac. . . . . . 100 grammes.
dans alcool à 86° . . . . . 400 —

4° **Teinture au baume du Pérou.**

Baume du Pérou. . . . . 100 grammes.
dans alcool à 86° . . . . . 400 —

5° **Teinture de la Mecque.**

Baume de la Mecque. . . 100 grammes.
dans alcool à 86° . . . . . 400 —

6° **Teinture de myrrhe.**

Myrrhe . . . . 100 grammes.
dans alcool à 86° . . . . 400 —

7° **Teinture de storax.**

Storax . . . . 100 grammes.
dans alcool à 86° . . . . . 400 —

8° **Teinture d'opoponax.**

Opoponax . . . . 100 grammes.
dans alcool à 86° . . . . . 400 —

Faites macérer pendant cinq jours, en ayant soin
d'agiter de temps en temps.

Nous donnons la préparation de ces huit teintures d'après le *Codex;* mais en parfumerie on
n'est pas obligé de prendre le Codex pour guide.
Nous croyons même qu'il est plus avantageux
de s'en écarter et de ne mettre que 50 et même
25 grammes de résine pour la même quantité
p'alcool. Cette méthode offre le double avan-

tage d'introduire dans l'eau destinée à la toilette moins de résine et plus d'alcool. C'est avec ces teintures qu'on fabrique les laits virginaux.

Lait virginal.

Eau de roses . . . .   1 litre.
Teinture de benjoin. . . . . .   15 grammes.

Cette préparation a joui pendant longtemps d'une grande réputation. On lui a attribué toute espèce de propriétés merveilleuses, depuis celle d'enlever les taches de rousseur jusqu'à celle de faire reculer la vieillesse. En réalité c'est un cosmétique plus dangereux qu'utile. Il n'enlève pas les taches de rousseur mais il les masque sous une couche de matière visqueuse semblable à un vernis.

Le lait virginal se prépare ordinairement avec la teinture de benjoin ou de tolu ; mais on peut le préparer également avec les teintures de toutes les résines que nous avons énumérées plus haut. Ce cosmétique, d'une odeur suave, d'une composition facile, pourrait devenir réellement utile et d'un usage général si l'on mettait à profit, dans sa fabrication, la découverte de M. Lebœuf relative aux effets de la saponine.

M. Lebœuf, pharmacien à Bayonne, a découvert que la saponine jouissait de la propriété de maintenir les émulsions résineuses, c'est-à-dire de les empêcher de se décomposer. Ainsi, lorsqu'on verse quelques gouttes de teinture de benjoin, par exemple, dans un verre d'eau, il se produit aussitôt une émulsion ou lait (lait virginal) qui ne tarde pas à se décomposer. L'alcool abandonne la résine et se mélange à l'eau; la résine, qui est insoluble dans l'eau, se précipite bientôt au fond du verre, et la couleur lactescente du liquide disparaît pour faire place à une couche de résine déposée au fond du verre, et à une couche d'eau alcoolisée, aussi limpide qu'avant le mélange. Mais si, au lieu de mettre simplement la teinture de benjoin dans l'eau, on y ajoute une certaine quantité de saponine, la décomposition n'a pas lieu, l'émulsion se maintient indéfiniment et semble entièrement dépouillée de la matière visqueuse que nous avons signalée plus haut comme un vernis désastreux pour la peau. En outre, la saponine donne au cosmétique des propriétés nouvelles qui lui sont propres et qui ont une grande importance au point de vue de l'hygiène du teint. Elle blanchit et déterge la peau comme un véritable savon.

La saponine est le principe immédiat de la racine de saponaire; on l'extrait également de l'écorce du bois de panama dont on se sert pour blanchir les étoffes; c'est une espèce de savon végétal.

Nous conseillons donc l'usage des laits virginaux toutes les fois qu'ils seront préparés avec
de la saponine, et comme il n'existe pas, à notre
connaissance, des formules pour cette préparation, nous recommandons la suivante :

Teinture de benjoin à la saponine.

Écorce concassée de bois de Panama	100	grammes.
Alcool à 70°	1	litre.
Benjoin pulvérisé.	50	grammes.
Essence de bergamote. . . .	40	—
— de citron	10	—

Laissez macérer pendant cinq à six jours en agitant
de temps en temps; filtrez et conservez en flacons bien
bouchés.

Pour produire le lait virginal, on mélange
15 à 20 grammes de cette préparation avec un litre
d'eau ; mais le mieux est de ne faire l'émulsion
qu'au moment de s'en servir : pour cela, on
verse une cuillerée à café environ de la liqueur
dans un verre d'eau, une cuillerée à soupe dans
une cuvette, un demi-litre dans un bain lorsqu'on
veut prendre un bain de lait.

Cette formule donne un lait virginal très
agréable, excellent pour la toilette et d'un prix
très modéré. Il va sans dire qu'on pourrait
substituer au benjoin toute autre résine.

Lait antéphélique.

La formule primitive du *lait antéphélique* appartient à M. Hardy, médecin à l'hôpital St-Louis, qui l'employait pour combattre les taches de rousseur. Quelques industriels se sont emparés de cette formule, l'ont modifiée légèrement et ont donné ce cosmétique comme une panacée contre toute espèce d'affection du teint. Voici la formule de M. Hardy :

Eau distillée	250	grammes.
Sublimé	1	—
Acétate de plomb	2	—
Sulfate de zinc.	2	—
Alcool pour dissoudre le sublimé.	25	—

Dans la formule du *lait antéphélique* des parfumeurs, on a supprimé le sulfate de zinc, ajouté un peu de camphre et de teinture de benjoin. Ces deux formules ne sont guère plus efficaces l'une que l'autre contre les taches de rousseur; mais, par contre, elles peuvent être fort dangereuses dans des mains inexpérimentées; c'est pourquoi les pharmaciens seuls devraient avoir le droit de vendre ces substances toxiques. On a vu souvent, après l'application du *lait antéphélique*, survenir de graves accidents.

DES FARDS

Le nom générique de fard s'applique à toute espèce de cosmétique destiné à embellir le teint, à entretenir la souplesse de la peau et surtout à lui communiquer les qualités qui lui manquent, le blanc ou le rose, c'est-à-dire la fraîcheur de la jeunesse, alors que les rides et l'âge en ont terni l'éclat; mais; comme l'a si bien dit La Fontaine :

> Les fards ne peuvent faire
> Que l'on échappe au temps, cet insigne larron :
> Les ruines d'une maison
> Se peuvent réparer; que n'est cet avantage
> Pour les ruines du visage?

Les femmes, de tout temps, ont cherché à plaire, et par conséquent à accroître, à conserver, à perpétuer autant que possible, par l'usage

des cosmétiques, les charmes dont la nature
les a douées. Cette pratique paraît même avoir
une origine toute particulière, car d'après le
prophète Énoch, ce serait l'ange Azaliel qui
aurait appris aux femmes avant le déluge, l'art
de se farder. C'est peut-être pour cette raison
que les femmes des Hébreux le pratiquaient
sur une grande échelle. Ezéchiel, Job, Isaïe,
Jérémie, nous montrent leurs contemporaines
se servant du sulfure d'antimoine pour se peindre les sourcils et tirer une ligne noire, au
coin de l'œil, afin de le faire paraître plus large
et mieux fendu.

Les femmes des Syriens, des Babyloniens et
des Arabes conservèrent l'usage des Juives et
le transmirent sans doute aux jeunes femmes de
l'Occident.

Les matrones romaines perfectionnèrent l'art
de se farder. Elles connaissaient des onguents
blancs et rouges, et elles en usaient au point
de faire dire à Juvénal : « Cette face empâtée
que recouvrent tant de drogues et où s'aggluti-
nent les lèvres des infortunés maris, est-ce un
visage ou un pansement sur une plaie? » La
célèbre Poppée, dans le but de conserver la
fraîcheur de son teint, avait inventé une espèce
de fard onctueux, composé de farine de seigle

bouillie dans l'huile d'olive et formant une pâte épaisse dont elle se couvrait le visage jusqu'au moment de se montrer. Elle détachait alors par un lavage au lait cette sorte de masque dont les grandes coquettes de Rome firent longtemps usage sous le nom de *masque au mari,* ainsi appelé parce qu'elles ne le mettaient que la nuit et que le mari seul en était victime.

. Loin de moi la pensée de vouloir faire revivre le *masque au mari,* mais cette espèce de *traitement* du teint qui paraît ridicule de prime abord, n'en constitue pas moins un moyen fort ingénieux et qui, dans bien des circonstances. peut rendre de réels services. Ainsi tout le monde sait que lorsqu'on applique pendant quelques heures un simple cataplasme de farine de lin su¡ la peau, celle-ci se décolore et se ramollit. Mais si, au lieu d'un cataplasme de farine de lin, on emploie une pâte moins émolliente, onctueuse et rendue tonique par l'adjonction de quelques substances aromatiques, on obtiendra sans aucun doute au bout de quelques temps une certaine décoloration de la peau tout en conservant la fermeté et la vitalité du tissu. C'est ce que rêvent la plupart des femmes. Ce moyen me paraît encore excellent pour combattre la précocité des rides, les effets du hâle et bien d'autres petits accidents dont j'aurai bientôt à m'occuper.

Sans aller aussi loin qu'au siècle d'Auguste, beaucoup de femmes d'aujourd'hui abusent des cosmétiques et ne mettent pas assez de discernement dans leur choix. Il leur suffit de lire dans les annonces d'un journal que telle drogue ou telle autre fait repousser les cheveux, développe la gorge, arrête ou empêche les rides, pour qu'elles soient immédiatement éprises d'une foi naïve dans l'efficacité de ces produits, tandis qu'elles ne devraient jamais se servir d'un fard, d'une pommade, d'une eau de toilette sans en connaître la composition exacte. D'un autre côté, il serait à désirer que tous les parfumeurs fussent obligés par la loi d'inscrire sur les étiquettes des pots et flacons qu'ils livrent au commerce le nom de chacun des éléments qui entrent dans la composition de leurs produits.

Voyons maintenant les fards dont on fait journellement usage et les dangers qu'entraîne leur emploi.

On les divise en *fards blancs*, *fards rouges* et *fards bleus*. Chacune de ces espèces se subdivise en un grand nombre de variétés ayant pour base principale l'intensité plus ou moins prononcée de sa couleur. Il y a encore les *cré pons de fard*, les *vinaigres de fard,* etc; mais ces derniers sont peu employés et ne devraient jamais l'être.

Fards blancs.

Les *fards blancs* qu'on désigne sous la dénomination fallacieuse de *blanc de perles, blanc d'argent,* d'*albâtre,* etc, sont presque tous composés de céruse ou carbonate de plomb, poison lent, qui pénètre peu à peu dans l'économie et finit par produire des ravages terribles, comme nous le verrons bientôt. Ces fards sont très beaux, ils adhèrent parfaitement à la peau, produisent de belles teintes, mais on ne saurait trop éviter de s'en servir.

Il existe cependant des fards blancs tout à fait inoffensifs ; ce sont ceux dans la composition desquels entre le talc, ou le sous-nitrate de bismuth. Ce dernier peut être remplacé très avantageusement par le *sous-chlorure de bismuth* qui est un peu plus mat, plus onctueux et plus adhérent que le sous-nitrate. Je sais bien qu'on a accusé le bismuth de contenir de l'arsenic et d'être par là fort dangereux. Quelques parfumeurs même, exploitant cette idée admise dans un certain public, annoncent leurs produits comme exempts de bismuth. Ce reproche n'a plus aucun fondement, d'abord parce qu'on obtient aujourd'hui le bismuth absolument pur, et ensuite parce que la très petite quantité d'arsenic qui pourrait s'y rencontrer étant insoluble, ne peut être absorbée, et par conséquent ne peut être nuisible. S'il en fallait une preuve plus convaincante, on la trouverait dans l'emploi du bismuth en médecine. On en donne tous les jours à certains malades depuis dix jusqu'à trente grammes; il m'est arrivé même d'en donner jusqu'à soixante grammes sans jamais avoir observé le plus léger accident. Si le bismuth ainsi pris à l'intérieur est inoffensif, à plus forte raison doit-il l'être lorsqu'on l'applique sur la peau mêlé à un peu de graisse ou d'eau de rose. On peut donc en toute sécurité se servir du blanc de bismuth.

Voici une formule que je recommande comme donnant un fard blanc d'excellente qualité et parfaitement inoffensif.

Sous-chlorure de bismuth . .	100	grammes.
Talc de Venise pulvérisé. . .	60	—
Axonge.	60	—
Blanc de baleine	20	—
Glycérine purifiée	40	—

Manipulation. — Le sous-chlorure de bismuth se vend chez les fabricants de produits

chimiques sous forme de trochisques. On les
écrase avec un pilon dans un mortier ou sur
un marbre bien poli de façon à obtenir une
poudre très fine et impalpable. On mêle cette
poudre au talc et on opère de manière à produire un mélange aussi homogène que possible,
en les passant à travers un tamis très fin.

Cette opération terminée, prenez du saindoux très blanc et très pur, faites-le fondre
au bain-marie avec le blanc de baleine, et
dès que le tout sera fondu versez dans un
plat creux et ajoutez peu à peu le bismuth
en agitant constamment avec une spatule.
A mesure que la crème devient épaisse on
ajoute un peu de glycérine et l'on continue
à battre le mélange jusqu'à ce qu'on obtienne
une pâte molle et déliée. On la met alors pour
la conserver, dans des petits pots en porcelaine. Si elle paraissait trop épaisse, on la bat-
trait encore en y ajoutant un peu de glycérine.

Le fard ainsi obtenu est d'un très beau blanc,
un peu mat et très adhérent. Lorsqu'on l'emploie, il faut en mettre très peu à la fois et
l'étendre le plus possible en opérant de véritables frictions sur la peau. De cette manière
il produit une illusion complète. Les femmes

qui savent s'en servir opèrent une véritable transformation de leur teint.

Ce qui fait que tout le monde en général blâme l'usage des fards, c'est que très peu de femmes savent l'employer. Les unes, c'est le plus grand nombre, en mettent beaucoup trop et se font un visage absolument enfariné et repoussant; les autres en mettent moins, mais l'étendent d'une façon irrégulière en laissant une couche trop épaisse sur un point et presque pas sur les parties voisines; d'autres, enfin, se servent de fards mal composés, qui ne s'harmonisent pas avec leur teint naturel et qui laissent voir à l'œil le moins exercé les artifices dont elles font usage. Tout cela est mauvais, paraît ridicule et excite avec raison la critique des gens sérieux. Le fard sur un visage n'est beau qu'autant qu'on ne peut le voir; le teint d'une femme cesse de plaire au moment où l'on s'aperçoit qu'elle l'a emprunté. Il en est des fards comme des teintures pour les cheveux; il est permis de s'en servir, mais à condition de ne pas le laisser voir.

Blanc de talc ou de Circassie.

Le talc de Venise finement pulvérisé et passé plusieurs fois au tamis peut servir à fabriquer des fards blancs inoffensifs. Pour cela on prépare d'abord une pommade composée de belle cire vierge et de graisse de veau, puis on incorpore à cette pommade autant de poudre de talc qu'elle peut en absorber sans devenir, trop dure.

On peut encore prendre 100 à 150 grammes de glycérine purifiée et la mélanger avec autant de talc qu'il est nécessaire pour former une pâte. Cette pâte à la glycérine est toujours plus molle qu'avec la pommade, elle est un peu plus difficile à étendre, mais elle est plus adhérente et a l'avantage de ne jamais rancir.

Blanc de bismuth.

Ce fard se prépare ordinairement avec le sous-nitrate de bismuth ou l'oxyde de bismuth, mais on doit leur préférer le sous-chlorure de bismuth comme étant plus onctueux et plus adhérent. Ces produits se vendent ordinairement sous forme de trochisques, aussi faut-il les réduire en poudre très fine que l'on tamise avant de s'en servir. Pour obtenir un très beau fard, il faut incorporer cette poudre à une pommade formée d'axonge épurée et de blanc de baleine, que l'on fait dissoudre préalablement à une douce température ou au bain-marie.

On peut encore faire un simple mélange de glycérine et de poudre de bismuth.

Les deux blancs de talc et de bismuth sont les seuls dont on puisse faire usage sans danger pour la peau et pour la santé. Mais le blanc de talc est trop mat et communique à la peau une teinte qui n'est ni belle ni naturelle; il donne une espèce de teint maladif. D'un autre côté, le bismuth est beaucoup trop blanc pour la plupart des femmes, ce qui fait qu'on s'aperçoit aisément qu'elles se fardent. Le mieux est de réunir les deux poudres dans la composition d'un même fard et de tempérer par la blancheur éclatante du bismuth la teinte presque morte du talc. C'est ce que je me suis proposé dans la première formule qui peut convenir à la plupart des femmes. Mais si j'avais à conseiller une femme brune, ayant le teint blanc mat qui caractérise généralement ces personnes, je lui dirais de faire dominer le talc dans cette formule, c'est-à-dire d'employer 100 grammes de talc et 60 grammes de sous-chlorure de bismuth. Je conseillerais le contraire à une femme blonde.

Blanc de théâtre, blanc de Krems, d'albâtre, d'argent, etc.

Prenez 100 grammes de saindoux bien clarifie et 150 à 200 grammes de carbonate de plomb que vous réduirez en poudre fine et que vous passerez au tamis. Mélangez ces deux substances dans un mortier avec un pilon jusqu'à ce que vous ayez obtenu une pâte molle et homogène.

A la place du saindoux, on peut se servir d'une pommade au blanc de baleine, à la cire vierge ou à la graisse de rognon de veau. Quel que soit le corps gras employé, le fard est toujours beau et s'applique très bien sur la peau. Malheureusement le carbonate de plomb est un poison qui ne pardonne point à ceux qui en font usage. Ses effets se font d'abord sentir sur la peau qui se ride et se flétrit de bonne heure, puis sur la santé générale qui peut en être profondément altérée.

Comme ce fard est d'une belle apparence et d'un prix inférieur à celui du bismuth, beaucoup de parfumeurs ne se font pas scrupule de les vendre l'un pour l'autre. La fraude étant ici dangereuse, je crois devoir indiquer un moyen simple de la découvrir; le voici:

1° Achetez chez votre pharmacien deux grammes d'iodure de potassium et faites-les dissoudre dans un demi-verre d'eau.

2° Prenez un second verre à boire et versez dedans quatre ou cinq cuillerées de vinaigre blanc. Écrasez dans ce vinaigre une boulette de fard de la grosseur d'une noisette, de manière à en dissoudre la plus grande partie possible.

3° Versez le contenu des deux verres l'un dans l'autre : s'il existe du carbonate de plomb dans le fard, il se produira immédiatement une belle couleur jaune formée d'iodure de plomb qui bientôt se déposera au fond du verre sous forme de poudre jaune. — En pareil cas, le fard n'est bon qu'à jeter au ruisseau.

Fard blanc liquide.

Eau de roses . . . . 500 grammes.
Sous-chlorure de bismuth . . 100   —
Glycérine purifiée 100   —

Triturez et mélangez pendant longtemps.

Conservez dans des flacons hermétiquement bouchés et agitez fortement le mélange avant de vous en servir.

FARDS ROUGES

Le fard rouge s'emploie sous quatre formes différentes : 1° à l'état liquide; 2° en poudre, 3° en pommade; 4° en crépons

1° *Rouge liquide*. — C'est le rouge qui offre le plus de solidité et qui produit le plus d'illusion. Nous en empruntons la formule et le mode de préparation à l'ouvrage de Piesse traduit par O. Réveil. On désigne ce fard sous le nom de :

Fleur de roses.

Ammoniaque liquide concentré.	28 grammes.
Carmin (1re qualité).	14 —
Eau de roses.	1 litre.
Extrait de roses	28 grammes.

Mettez le carmin dans une bouteille d'un litre et demi; versez l'ammoniaque dessus; laissez-les macérer ensemble pendant deux jours en ayant soin de remuer de temps en temps. Ajoutez l'eau et l'extrait de roses, et mêlez bien. Laissez la bouteille reposer pendant une semaine; les corps étrangers venant du carmin se précipiteront au fond; *la fleur de roses* surnagera. Remplissez alors les flacons. Si le carmin était parfaitement pur il n'y aurait pas de précipité; mais presque tout le carmin acheté chez les marchands est plus ou moins sophistiqué, le prix énorme auquel il se vend étant un appât pour la contrefaçon.

Cette préparation, élément presque indispensable de la toilette des dames, sert à donner aux lèvres cette belle couleur cerise qui en relève si heureusement l'éclat; elle sert encore à répandre une teinte rosée (incarnat) sur des joues ternes et pâles.

2° *Rouge en poudre.* — Ce rouge se vend dans de petits pots de porcelaine et s'applique sur les joues à l'aide d'un petit tampon de baptiste ou de mousseline fine. C'est une des plus mauvaises préparations du fard rouge, dans ce sens qu'il est rayé par la sueur et qu'il s'enlève au moindre contact.

On prépare ce fard par un simple mélange de carmin et de talc finement pulvérisé. On en

fait de différentes nuances en variant les proportions des deux substances. Ainsi, par
exemple, on mêle 2 grammes de carmin à
60 grammes de talc, ou bien, si l'on veut obtenir un rouge moins vif, on met 2 grammes de
carmin et 90 grammes de talc, et ainsi de suite.
Pour rendre le mélange plus adhérent, on y
ajoute quelques gouttes d'huile de lin ou une
très petite quantité de gomme adragant qu'on
fait préalablement dissoudre dans l'eau.

Le *rouge en feuilles* ou *rouge-vert* est constitué par une couche de carmin étendue sur un
papier très fort, et qui prend, en se désséchant,
une teinte vert-bronzée, mais qui repasse au
rose vermeil dès qu'on l'applique sur les joues à
l'aide du doigt légèrement mouillé ou d'un tampon de laine. On l'appelle encore rouge de
Chine.

3° *Rouge en pommade.* — C'est la variété la
plus commode. On l'étend avec le doigt jusqu'à
ce qu'on ait obtenu la fusion complète du corps
gras.

La préparation de ce rouge est des plus simples. On prend 100 grammes d'une bonne pommade ou de cold-cream, on y ajoute 4 grammes de carmin fin et on opère le mélange dans
un mortier ou un vase en porcelaine à l'aide

d'une spatule en bois ou en ivoire. On augmente ou l'on diminue les proportions du corps gras selon que l'on veut obtenir un rouge plus ou moins foncé.

Comme on emploie très peu de rouge à la fois et qu'un pot de cette pommade peut durer fort longtemps, la rancidité est à craindre. Le cosmétique deviendrait alors irritant pour la peau à cause des acides gras qui s'y développent. Pour éviter ces inconvénients, je crois qu'il serait préférable de préparer ce genre de rouge par le mélange du carmin au talc, comme on prépare le rouge en poudre, et de marier les deux substances avec une quantité suffisante de vaseline pour obtenir une pâte homogène qui serait plus adhérente sans risque de décomposition.

4° *Rouge en crépons.* — Les crépons, en gaze de soie ou en crèpe, sont des nouets qui ont été imprégnés d'un rouge quelconque. Ce sont des instruments dont on se sert pour étendre le rouge et qu'on rejette dès qu'ils sont épuisés.

Jusqu'ici nous n'avons parlé que d'une seule substance servant à la fabrication des fards rouges : c'est le carmin qui, lui-même, n'est que la matière colorante de la cochenille. Au point de vue de l'hygiène, cette substance est absolument inoffensive et l'on peut en faire usage sans aucun danger pour la santé ni pour la peau. Mais comme le carmin est d'un prix très élevé, on le remplace, dans la parfumerie ordinaire, par le rouge du bois de Brésil ou par la carthamine.

Le bois de Brésil ou de Pernambouc est un arbre de la famille des légumineuses qui a longtemps été employé en médecine, mais qui ne sert plus aujourd'hui qu'à teindre en rouge pourpre. Pour isoler la matière colorante, on prend des laques rouges de ce bois et on les lave fortement dans l'eau, puis on ajoute une solution d'acide citrique et on agite le mélange. Au bout de quelques heures de repos, il se précipite au fond du vase une poudre rouge qu'on recueille sur un filtre et que l'on fait sécher. On s'en sert à la place du carmin pour toutes les préparations que nous avons indiquées plus haut. Ce rouge est d'un très bas prix, mais il est loin d'être aussi beau que le carmin. On lui préfère avec juste raison le rouge de carthame qui lui est bien supérieur.

Rose en tasse.

On désigne sous la dénomination de *rose en*

tasse la matière colorante rouge qu'on extrait du carthame ou safran bâtard. Pour cela, on prend une certaine quantité de fleurs qu'on lave fortement dans l'eau jusqu'à ce qu'on ait obtenu leur décoloration complète. On ajoute ensuite au liquide une légère solution de carbonate de soude qui a la propriété de dissoudre le principe colorant. On laisse reposer quelques heures, puis on décante la liqueur rouge; on ajoute à celle-ci une solution d'acide citrique et immédiatement la matière colorante se précipite sur des tasses qu'on a préalablement disposées au fond du vase. C'est sous cette forme qu'on le trouve à très bon marché chez les épiciers en gros, chez les droguistes et les marchands de couleur.

Le rouge de carthame est absolument inoffensif. C'est lui qui constitue la base principale de tous les fards. La teinte rose qu'il produit, sans être aussi belle que celle du carmin, est très suffisante. Comme ce dernier, on l'emploie à la fabrication des rouges en poudre, en liquide, en pommade ou en crépons, et les préparations se font de la même manière. On substitue simplement le rose en tasse au carmin.

Rosaniline et alloxane.

La chimie fournit à la parfumerie deux substances qui peuvent servir à la coloration des fards, c'est la rosaniline et l'alloxane.

La rosaniline est un produit de l'aniline traitée par le bichlorure de carbone. Sa dissolution dans l'alcool est d'une très belle couleur rouge. Son pouvoir colorant est tel qu'il suffit d'un morceau de la grosseur d'une lentille pour rougir fortement un litre de liquide. Mais sa propriété la plus remarquable, c'est d'adhérer fortement à la peau. Lorsque celle-ci a été rougie par la rosaniline, il faut plusieur lavages au savon pour enlever la couleur. Cette propriété est précieuse pour la coloration des lèvres dont l'humidité constante détruit promptement les rouges qu'on emploie habituellement.

La rosaniline peut servir à deux préparations rouges, l'une liquide, et l'autre en cold-cream.

Pour la préparation liquide on fait dissoudre 1 gramme de rosaniline dans 30 grammes d'alcool et on verse quelques gouttes de celui-ci dans un flacon d'eau distillée jusqu'à ce qu'on ait obtenu la coloration voulue. On peut ainsi produire une série de rouges depuis le rose tendre jusqu'au rouge cramoisi. On en fait l'application sur les lèvres ou sur les joues à l'aide d'un petit pinceau ou tout simplement avec la pulpe du doigt.

Le cold-cream rouge se prépare comme le cold-cream ordinaire, en ayant soin de colorer préalablement en rouge l'eau de roses avec la solution alcoolique telle que nous l'avons indiquée plus haut.

Alloxane.

L'alloxane est une substance blanche, solide, cristallisable et très soluble dans l'eau. Sa dissolution est incolore, mais lorqu'on l'étend sur les joues, sur les lèvres ou sur toute autre partie du corps, elle passe peu à peu au rose sous l'influence de l'air atmosphérique. La seule préparation d'alloxane en usage, en Angleterre, est un cold-cream connu sous le nom de *Schnouda*. On le fabrique en faisant dissoudre 10 grammes d'alloxane dans 500 grammes d'eau de rose qu'on incorpore au cold-cream. On étend celui-ci sur les joues, et quelques instants après apparaît la coloration rose.

Ce fard a un grand inconvénient. Lorsqu'on l'applique sur la peau il est blanc, ce qui ne permet pas à la main qui opère devant une glace de mesurer l'intensité des nuances roses qui en résulteront et de les distribuer savamment sur les différents points du visage. En outre, la couleur rose qui commence au bout de dix à douze minutes par une nuance presque imperceptible, augmente progressivement d'intensité pendant une heure, de sorte qu'au début d'un bal ou d'une soirée, une femme peut être pâle et rougir ensuite peu à peu jusqu'au cramoisi.

FARD BLEU

Une femme qui vient de composer son teint avec du blanc et du rose croirait manquer à tous ses devoirs si elle n'employait un peu de bleu pour marquer sur sa peau blanche le trajet flexureux des veines. C'est pour cela qu'on fabrique des fards bleus.

On prend 20 grammes, par exemple, de bleu de Prusse et une égale quantité de talc. On pulvérise le tout avec le plus grand soin et l'on passe à travers un tamis de soie; on recueille la poudre et on en fait une pâte en y ajoutant une légère solution de gomme adragant. Quand cette pâte est sèche, on la met en pots de la même manière que le rouge. On l'emploie au moyen d'une estompe humide qui sert à indiquer le trajet des veines.

DANGERS DES FARDS

L'emploi des fards présente bien des sortes
de dangers. Le premier résulte de l'absorption
par la peau des matières toxiques qui entrent
dans la composition de ces cosmétiques. Tels
sont le carbonate de plomb pour les fards
blancs et le vermillon ou cinabre pour les fards
rouges. Heureusement que ce dernier tend
de plus en plus à disparaître du domaine de
la parfumerie. Il n'en est pas de même du carbonate de plomb que les parfumeurs abandon-
neront difficilement, parce qu'il donne des fards
plus beaux que les autres. Ce sel exerce d'abord
ses ravages sur la peau qu'il irrite d'une façon
en quelque sorte chronique; il lui enlève sa
souplesse et sa rétractilité. La circulation capillaire diminue, l'épiderme se racornit, se des-

sèche et tombe sous forme de pellicules furfuracées.

La peau, d'un aspect blafard et parcheminé, se flétrit et se ride avant l'heure. Si l'usage du fard toxique continue, le plomb absorbé peu à peu s'accumule dans les tissus de l'économie et produit un véritable empoisonnement lent, dont les premiers symptômes se manifestent du côté du système nerveux. Ce sont d'abord les forces qui se dépriment, la sensibilité qui s'émousse, se pervertit ou s'exalte; puis viennent des névralgies de toutes sortes, des spasmes, des mouvements convulsifs, des attaques épileptiformes, des coliques atroces, des paralysies, etc., etc. Les femmes du monde et les comédiennes sont les plus exposées à ce genre d'accidents, qu'on rencontre fréquemment dans les annales de médecine. Je n'en citerai qu'un exemple, que je trouve dans une excellente brochure publiée par le docteur Rainvillier sur *l'Empoisonnement des eaux potables par le plomb*. Mme Volnys, célèbre actrice du Théâtre-Français, s'était servie pendant longtemps de fards contenant du carbonate de plomb. Elle avait, dit l'auteur, la peau du visage altérée dans sa texture et toute la surface du corps frappée d'insensibilité; les digestions étaient pénibles, des accès de fièvre apparaissaient, et, à ces accès, succédaient des phénomènes de perturbation nerveuse générale. La figure était plombée, ridée, comme chagrinée et recouverte de pellicules furfuracées. Par suite des réactions survenues entre les topiques et le plomb, toute la surface de la peau devint noire. On put croire un instant que cet effet chimique accidentel ne serait que momentané, mais il en fut tout autrement : la peau noircit de plus en plus au point d'inspirer une sérieuse inquiétude pour l'avenir. Elle recélait probablement dans toute son épaisseur le poison métallique, car cette couleur noire, jointe à d'autres symptômes, confirmait évidemment l'empoisonnement par le plomb. Grâce à un traitement énergique et prolongé pendant plus de quatre mois, cette artiste parvint cependant à recouvrer la santé.

Un autre danger est constitué par l'application même des fards sur la surface cutanée, quelque inoffensifs d'ailleurs qu'ils puissent être. Nous avons vu que la peau est le siège de plusieurs fonctions physiologiques indispensables à l'entretien de la vie ; que si l'on supprime l'exercice de ses fonctions par l'application d'une couche de vernis sur l'épiderme, la mort par asphyxie en est la conséquence. Or,

que la femme applique sur sa peau une couche
de vernis ou une couche de fard, les effets en
sont les mêmes. La différence ne réside que
dans l'étendue de la surface cutanée qu'on a
ainsi privée de ses fonctions. C'est pourquoi,
lorsqu'on se contente d'appliquer le fard sur le
visage seulement, les inconvénients passent à
peu près inaperçus; mais il ne saurait en être
de même lorsque cet enduit s'étend sur les bras,
les épaules et toute la partie supérieure de le
poitrine.

L'hygiène supprime complètement l'usage
des fards; mais le médecin qui voudrait en
appliquer rigoureusement les règles serait sûr
d'avance de ne pas être écouté, quelque grande
que fût son autorité. Il faut donc laisser les
femmes se farder puisqu'on ne peut pas les en
empêcher; mais je dirai aux plus raisonnables,
et ici j'aurai quelques chances d'être écouté :
après un bal, une soirée, où vous aurez brillé
de tout l'éclat de votre fard, hâtez-vous en
rentrant chez vous de vous en débarrasser par
un lavage au savon, avec autant de soin que
vous en mettriez à vous débarrasser d'une crasse
qui souillerait votre peau.

COLD-CREAM

Peu de cosmétiques sont aussi fréquemment employés que le *cold-cream* par la coquetterie féminine. Et je ne crains pas de dire qu'il faudrait toujours le préférer à toutes les eaux, crèmes ou pommades, décorées de nom pompeux.

Le cold-cream est fort employé en médecine à cause de la propriété réelle qu'il possède d'adoucir la peau, de l'assouplir et d'en prévenir les gerçures. On s'en sert également pour le pansement des petites plaies qu'il contribue à sécher rapidement. On l'appelle *cérat de Galien*, du nom de son inventeur, célèbre médecin qui vivait à Pergame au commencement du second siècle de l'ère chrétienne. La base de ce cérat est un mélange de cire vierge, d'huile et d'eau, c'est-à-dire la même que celle du cold-cream.

Les parfumeurs se sont emparés de cette formule et lui ont fait subir diverses modifications, selon les usages auxquels ils la destinent. Ainsi, quand ils veulent en faire une pommade pour les lèvres, ils lui donnent une couleur *cerise ;* quand ils la destinent à embellir le teint, ils lui donnent le nom de *crème* avec une couleur *rose ;* d'autresfois elle est blanche et s'appelle *pommade à la sultane, à la maréchale, pommade de limaçons,* quoiqu'elle ne contienne pas la moindre trace de mucus de ce gastéropode. L'odeur varie aussi souvent que le nom et la couleur. On la parfume avec les essences de roses, de violettes, de laurier, d'amandes, de bergamote, de géranium, etc.

Je vais donner d'abord la formule du Codex avec la manière de fabriquer soi-même le cold-cream. J'indiquerai ensuite les principales modifications qu'il faut lui faire subir pour en faire des crèmes pour le teint, des pommades pour les lèvres, etc.

Cold-cream du Codex.

Huile d'amandes douces. . .	215	grammes.
Cire blanche	30	—
Blanc de baleine	60	—
Eau de roses	60	—
Teinture de benjoin	15	—
Essence de roses	15	centigr.

Manipulation. — Mettez d'abord la cire et le blanc de baleine dans un vase de porcelaine que vous plongerez dans l'eau bouillante jusqu'à ce que ces deux substances soient parfaitement fondues. Ajoutez ensuite l'huile d'amandes douces et laissez le tout pendant quelques instants dans le bain-marie, afin de favoriser le mélange. Puis retirez le vase, versez la teinture de benjoin et l'eau de roses, en ayant soin de n'incorporer celle-ci que très lentement et pendant qu'avec une baguette vous agiterez constamment. De temps en temps on suspend l'opération pour racler la crème qui prend aux bords du vase et la remettre avec celle qui reste liquide. On n'ajoute l'essence de roses qu'au dernier moment, afin d'éviter qu'elle s'évapore pendant la manipulation.

Ce cold-cream est excellent pour combattre les irritations de la peau et ces petites taches furfuracées qui naissent sur le visage et ressemblent à des dartres.

Cold-cream américain.

Huile d'amandes douces . . .	64	grammes.
Blanc de baleine	8	—
Cire blanche.	4	—
Eau de roses.	24	—
Eau de fleurs d'oranger. . . .	8	—

Glycérine purifiée. . . . . . . 8 grammes.
Borate de soude. 1   —

On fait dissoudre le borate de soude dans l'eau de roses et on opère comme dans le cas précédent. Ce cold-cream est plus doux et plus onctueux que le premier.

Cold-cream des parfumeurs.

Le cold-cream des parfumeurs diffère de celui du Codex en ce qu'il contient une plus grande quantité d'eau, un peu moins de cire blanche et de blanc de baleine, ce qui le rend plus moelleux, plus léger et plus fondant. Il présente plus de difficulté dans sa fabrication, à cause de la grande quantité d'eau qu'il faut lui faire absorber. Mais on y réussit fort bien en le battant plus longtemps. Voici la formule la plus usitée :

Cold-cream à la rose.

Huile d'amandes douces. . . 250 grammes.
Eau de roses. 250   —
Cire blanche 15   —
Blanc de baleine. 15   —
Essence de roses. . , ... 50 centigr.

La manipulation est la même que pour le cold-cream du Codex.

Cold-cream à l'amande, à la violette, etc.

On le fait exactement comme le cold-cream ordinaire, mais au lieu d'essence de roses, on emploie l'essence d'amandes amères. Le cold-cream à la violette se fabrique de la même manière, en remplaçant l'huile d'amandes par une égale quantité d'huile parfumée à la violette. Il en est de même du cold-cream à la tubéreuse, au jasmin, etc. Celui à la fleur d'oranger ne diffère du cold-cream à la rose que par l'emploie de l'eau de fleur d'oranger à la place de l'eau de roses.

Cold-cream au concombre.

Huile d'amandes douces. . .	250	grammes.
Jus de concombre	250	—
Cire blanche	15	—
Blanc de baleine.	15	—
Teinture de concombre . . .	30	—

On extrait le jus du concombre en soumettant celui-ci à l'action d'une forte presse. La teinture de concombre s'obtient en faisant macérer dans l'alcool des tranches de concombre. La manipulation est la même que dans les cas précédents. Lorsqu'on n'est pas outillé pour extraire le jus de concombre, on peut se contenter de faire macérer dans l'huile d'amandes des tranches de concombre, et employer cette huile avec de l'eau de roses ou de fleur d'oranger.

Pommade au concombre.

Axonge au benjoin	300	grammes.
Blanc de baleine.	100	—
Essence de concombre. . . .	50	—

On fait fondre le blanc de baleine dans l'axonge et on laisse refroidir. On bat ensuite la pommade dans un mortier en incorporant peu à peu l'essence de concombre.

Pommade aux limaçons.

Huile d'amandes douces. . .	150	grammes.
Cire blanche	30	—
Eau de rose	250	—

Faites liquéfier la cire dans l'huile au bain-marie; versez dans un mortier de marbre et laisser refroidir. Dès que le mélange est figé, agitez avec le pilon en versant peu à peu l'eau de roses.

Ces différentes préparations, qu'elles portent le nom de crèmes, cold-creams ou pommades, présentent à peu près toujours la même composition et jouissent des mêmes propriétés adoucissantes sur la peau. Leur usage n'est pas blâmable lorsqu'il n'est pas poussé jusqu'à l'abus.

Pommade rose pour les lèvres.

Huile d'amandes douces. . .	125	grammes.
Blanc de baleine	25	—
Cire blanche	25	—
Racine d'orcanète	25	—
Essence de roses	2	—

Faites fondre les trois premières substances au bain-marie; ajoutez la racine d'orcanète que vous laisserez pendant quatre ou cinq heures pour donner la couleur rose; passez à travers une mousseline fine et ajoutez l'essence de roses pendant que le mélange se refroidit.

Pommade à la cerise pour les lèvres.

Prenez la formule précédente en remplaçant l'essence de roses par 2 grammes d'essence de laurier et 2 grammes d'essence d'amandes.

POUDRES DE RIZ

La poudre de riz est un élément indispensable à la toilette des dames. Non seulement elle absorbe l'humidité de la peau ; mais elle l'adoucit, la fait paraître plus fine, plus blanche, et contribue par là à embellir le teint. Elle masque la rougeur trop vive du visage, les taches de rousseur, les traces de la petite vérole, les petits boutons ou les points noirs qui résultent des différentes variétés d'acné ; elle diminue les effets du hâle, etc., etc.

Au point de vue de l'hygiène, la poudre de riz est entièrement inoffensive pourvu qu'il n'entre pas dans sa composition des substances irritantes ou toxiques telles que l'oxyde de zinc, le carbonate de plomb. Le sous-nitrate de bismuth a passé pendant longtemps pour un agent toxi-

que, à cause des traces d'arsenic qu'on pouvait
y rencontrer, mais aujourd'hui on obtient les
sels de bismuth à l'état de pureté parfaite et aucun danger n'est à craindre lorsqu'on les emploie. L'iris de Florence, qui entre dans la composition de la plupart des poudres de riz, contient
un principe âcre et irritant dont l'action sur la
peau n'est pas sans inconvénient. C'est pourquoi
lorsqu'on introduit cette substance dans la composition des poudres, il faut en mettre peu, et
le mieux, à mon avis, serait même de n'en
pas mettre du tout.

L'amidon, le bismuth, la craie de Briançon,
le lycopode, les fleurs desséchées de certaines
plantes odorantes, sont les seules substances qui
devraient entrer dans la fabrication des poudres.
L'oxyde de zinc et la magnésie, sans être toxiques, provoquent cependant une certaine irritation de la peau. L'albâtre et le carbonate de chaux
qu'un certain nombre de parfumeurs mélangent
aux substances que nous venons d'énumérer,
constituent une sophistication plus dangereuse
pour la bourse que pour la santé. Mais les poudres qui en contiennent sont de mauvaise qualité et peu adhérentes. Il faut les rejeter.

Voici une formule des plus simples et qui donne
une excellente poudre de riz ou veloutine :

Amidon de blé	500 grammes.
Poudre de lycopode	100 —
Sous-chlorure de bismuth	100 —
Essence de géranium	4 —
— de santal	6 —

Triturez dans un mortier l'amidon, le lycopode et le sous-chlorure de bismuth ; ajoutez peu à peu les essences et passez à travers un tamis de soie. On applique cette poudre sur le visage avec une patte de lièvre préparée ou avec une houppe en duvet de cygne.

L'amidon est une substance blanche, pulvérulente, insipide et inodore, qu'on extrait non seulement du blé, mais de toutes les graines des céréales, telles que seigle, orge, avoine, riz, maïs, etc. Ou le retire encore d'un grand nombre de végétaux, fruits ou racines, comme pommes de terre, pois, fèves, marrons, glands, etc.

Dans le commerce, l'amidon est livré en *poudre* ou en *aiguilles prismatiques*. Cette dernière forme est celle qu'on doit préférer, c'est un cachet de pureté. Il est très léger et doux au toucher, il se brise sous le moindre effort et se réduit facilement en poudre. Dans cet état, l'amidon de bonne qualité fait entendre un certain bruit lorsqu'on le comprime entre les doigts. L'amidon de blé et l'amidon de riz sont les deux que l'on doit choisir pour la fabrication des poudres de toilette.

Sous le nom de *poudre de riz* on vend des poudres de toilette dans la composition desquelles n'entre pas le moindre atome d'amidon de riz. Elles n'en sont que meilleures quelquefois, parce que l'amidon de riz seul est très peu adhérent et qu'il suffit d'un léger courant d'air, du moindre frôlement d'un voile pour détacher entièrement cette poudre du visage.

La *veloutine* est une poudre analogue, par sa composition, aux poudres de riz ordinaires. Il n'y a de différence que dans la dénomination.

Poudre à la violette.

Amidon de riz ou de blé. . .	500	grammes.
Poudre de racine d'iris . . .	100	—
Fleurs de cassis pulvérisées .	15	—
Clous de girofle pulvérisés. .	1	—

Mêlez le tout ensemble et passez au tamis. C'est à la racine d'iris qu'est dû le parfum à la violette.

Poudre à la rose.

Amidon de riz ou de blé. . .	500	grammes.
Craie de Briançon pulvérisée.	500	—
Feuilles sèches de roses blanches pulvérisées	30	—

Essence de géranium rosat.   10 grammes.
— de lavande   2   —

Lorsqu'on veut donner à cette poudre une coloration rosée, on y ajoute 1 gramme de laque carminée et on substitue des roses rouges aux roses blanches.

Veloutine au bismuth.

Amidon. . . . .   500 grammes.
Sous-chlorure de bismuth . .   100   —
Craie de Briançon pulvérisée.   100   —
Carbonate de magnésie . . .   100   —
Essence d'amandes amères .   20   —

Mélangez soigneusement et passez au tamis.

Poudre ordinaire pour le visage.

Amidon. . . . .   500 grammes.
Sous-chlorure de bismuth . .   150   —
Essence de bergamote. . . .   10   —

Lorsqu'une dame procède à sa toilette, quelle que soit la poudre qu'elle emploie, si elle veut la rendre plus adhérente, elle fera bien d'humecter préalablement la peau avec le mélange suivant :

Eau de roses ou de fleurs
    d'oranger. . . . .   100 grammes.
Glycérine purifiée   25   —

Poudre à poudrer ordinaire.

Il arrive souvent sur différentes parties du corps comme sous les bras, au pli de l'aine, que la peau s'irrite, s'enflamme et s'excorie. Dans ce cas, on saupoudre les surface malades soit avec de l'amidon simple, soit avec de la poudre de lycopode, sans aucune espèce de préparation. Ce sont ces deux poudres qu'on emploie également pour la toilette des petits enfants lorsqu'ils se coupent ou que la peau est rouge et enflammée.

DÉPILATOIRES

Les dépilatoires sont des préparations destinées à provoquer la chute ou la destruction des cheveux et des poils.

Autant la femme est fière de posséder une belle chevelure, autant elle est attristée en voyant apparaître sur son menton ou sur sa lèvre supérieure un duvet qui menace de grandir de jour en jour. Son instinct naturel de coquetterie la porte à s'en débarrasser.

Malheureusement, de tous les dépilatoires employés jusqu'à ce jour il n'en est pas un seul qui détruise les bulbes pileux. Huit à dix jours après l'opération les poils repoussent comme d'habitude et il faut sans cesse recommencer. C'est un moyen de se raser sans rasoir. Cet inconvénient n'est même pas le seul qui résulte de l'usage des dépilatoires. Au bout de quelque temps, les petits duvets qui primitivement étaient à peine perceptibles, acquièrent plus de vigueur, plus de consistance, et la barbe ou la moustache semble augmenter au lieu de diminuer. Les dames qui désirent se servir de dépilatoires feront donc bien, avant de commencer, de réfléchir aux conséquences qui doivent en résulter, et de se demander si elles sont résolues à continuer toute leur vie. Si cette perspective les effraie, je leur conseille de ne jamais avoir recours aux dépilatoires.

Rusma.

Le *rusma* est le dépilatoire le plus connu. Il nous vient des Orientaux et c'est le seul employé par les Turcs, dont les femmes en usent largement. On le prépare à l'état de liquide ou à l'état de poudre.

Pour préparer le *rusma* à l'état liquide, on prend :

Chaux vive . . . . 64 grammes.
Orpiment (sulfure d'arsenic). 16 —
Lessive alcaline. . . . . 600 —

On fait bouillir la chaux et l'orpiment dans la lessive jusqu'à ce qu'en y plongeant une plume, on détache facilement les barbes de celle-ci. Le rusma est alors convenablement préparé. Pour s'en servir on l'étend, à l'aide d'une éponge, sur les parties velues qu'on lave abondamment à l'eau chaude quelques instants après, afin d'enlever du même coup et les poils détachés et le dépilatoire.

Cette préparation est extrêmement caustique et doublement dangereuse. Elle peut provoquer une plus ou moins vive inflammation et même une brûlure de la peau; elle peut encore, par la présence de l'arsenic, déterminer des accidents toxiques. Il ne faut s'en servir qu'avec la plus grande circonspection, ne l'employer que sur les bras ou les jambes, jamais sur le visage, et l'enlever rapidement avec l'eau chaude dès qu'on commence à éprouver une sensation de chaleur sur la peau. S'il restait un peu de rougeur après l'opération, on appliquerait immédiatement des compresses d'eau froide pour la faire disparaître.

Lorsqu'il existe quelque petite écorchure sur la peau, il faut s'abstenir rigoureusement de toute espèce d'épilatoire.

Le *rusma* en poudre se prépare avec :

Chaux vive . . . . 150 grammes.
Orpiment en poudre. 25   —

Mêlez les deux substances en les passant ensemble dans un tamis et conservez-les dans des flacons bien bouchés.

Manière de s'en servir. — Prenez un peu de cette poudre dans une soucoupe avec une quantité d'eau suffisante pour lui donner la consistance d'une crème; étendez cette crème sur la partie à épiler et laissez-la pendant cinq à huit minutes selon la grosseur des poils. Pour l'enlever, prenez un couteau à papier et procédez comme lorsqu'on se rase en opérant rapidement; lavez ensuite à grande eau et passez un peu de col-cream.

Cette préparation est moins caustique et moins dangereuse que la précédente. On y ajoute quelque fois un peu de poudre d'amidon ou de farine de seigle pour en diminuer l'activité; mais ces mélanges n'ont d'autre résultat que d'obliger la personne qui s'en sert à laisser séjourner plus longtemps le dépilatoire sur la peau sans aucun avantage réel, tandis que les dangers sont les mêmes.

Dépilatoire de Boudet.

Sulfhydrate de soude	15 grammes.
Chaux vive pulvérisée	50 —
Amidon	50 —

On délaye cette poudre avec un peu d'eau et on l'applique sur les parties velues ; au bout de huit à dix minutes son effet est produit.

Ce dépilatoire est moins dangereux que les précédents, parce qu'il ne contient pas d'arsenic.

Dépilatoire de Martius ou de Bœttger.

On fait un lait de chaux très épais en mélangeant 20 grammes de chaux récemment éteinte avec 30 grammes d'eau. (On peut augmenter les quantités dans les mêmes proportions) ; puis on fait arriver dans ce mélange, jusqu'à saturation, un courant de gaz acide sulfhydrique, en ayant soin, pendant l'opération, d'agiter fréquemment le lait calcaire, afin qu'il se charge uniformément et complètement de gaz. On obtient ainsi un produit ayant la consistance d'une bouillie, d'une couleur vert-bleuâtre et d'une odeur rappelant celle des œufs pourris. Par le repos, la masse totale se divise en deux parties, une solide qui se dépose, et une liquide qui surnage. Au moment de s'en servir, il faut rétablir l'homogénéité en agitant le mélange.

Pour employer ce dépilatoire on en étend une couche de un à deux millimètres d'épaisseur sur la partie à épiler. Au bout de cinq à huit minutes, la masse, de molle qu'elle était, est devenue solide. On lave avec de l'eau froide ou chaude, et la peau se trouve dénudée plus complètement qu'avec le meilleur des rasoirs, sans développer la moindre irritation. C'est le meilleur des dépilatoires, le seul qui devrait être employé.

Lorsqu'on l'applique sur la lèvre supérieure ou sur le menton, il faut interposer un corps au-dessous du nez ou boucher les narines avec du coton, afin de se mettre à l'abri des vapeurs hydrosulfuriques. D'après les expériences de Dorvault, les ongles, le crin, la bourre de bœuf, la corne, les plumes, les fanons de baleine, sont dissous et détruits comme les cheveux par ce dépilatoire,

Cire ou pâte épilatoire.

Poix de Bourgogne. . . . . . . 250 grammes.
Vert de vessie pulvérisé . . .   10   —

Faites fondre la poix dans un vase de terre vernissé et ajoutez le vert de vessie ; passéz à travers une forte toile et lorsque la masse sera presque froide, roulez-la sur une table de marbre de façon à obtenir un cylindre que vous couperez en petits morceaux.

11

Si l'on ajoutait à la poix de Bourgogne un quart de résine de tolu ou de benjoin, on obtiendrait un dépilatoire tout aussi efficace et qui répandrait une agréable odeur au moment de s'en servir.

Pour employer cette cire, qu'on appelle quelquefois *pâte épilatoire*, on la fait chauffer à la flamme d'une bougie jusqu'à ce qu'elle entre en fusion, puis on l'applique légèrement sur la partie velue; on la laisse refroidir et on la retire brusquement avec les poils qui y sont attachés.

Ce moyen d'épiler n'est point sans dangers. On n'a pas à craindre sans doute les accidents dus à la présence de l'arsenic qui existe dans beaucoup de poudres épilatoires; mais on peut facilement brûler la peau si l'on fait trop chauffer la cire, et si l'on agissait sur une grande surface, l'irritation produite par la chaleur et par l'arrachement en masse des poils, suffiraient largement à développer un érysipèle. Cette opération ne doit pas se faire non plus sans exciter une certaine douleur.

ALTÉRATIONS DU TEINT

Si l'on peut dire qu'un beau teint, naturellement frais et rose, est l'expression d'une santé
parfaite, il est aussi exact de dire que toutes les
maladies, quelles qu'elles soient, produisent sur
le teint des altérations plus ou moins vives, plus
ou moins persistantes. Ainsi la moindre névral-
gie, une simple migraine, le plus léger embar-
ras gastrique, déterminent toute une révolution dans l'expression de la physionomie et une
modification évidente dans la coloration du
visage. Il est vrai qu'une fois ces affections gué-
ries, le teint naturel reparaît aussitôt. Mais il
n'en est pas toujours de même; les maladies
chroniques, même celles qui ne menacent pas
directement l'existence, entraînent toujours
par les douleurs ou les ennuis qu'elles provoquent une altération plus ou moins profonde

des traits du visage. Les mêmes effets se produisent à plus forte raison lorsqu'il existe une maladie organique comme le cancer, la phtisie, les affections de cœur, etc. Les impressions morales de longue durée comme le chagrin, la tristesse, la mélancolie, engendrent les mêmes résultats. On peut en dire autant des veilles prolongées et des excès de tout genre.

Toutes les fois que sous l'influence d'une de ces causes nombreuses le teint se décompose, qu'il devient pâle, jaunâtre, terreux, languissant, il est inutile de chercher à le rétablir par les ressources de la parfumerie; il faut immédiatement diriger tous ses efforts contre la maladie, et une fois la santé revenue, le teint reprendra tout son éclat et toute sa fraîcheur.

En dehors de toutes les maladies aiguës ou chroniques qui portent indirectement atteinte à la beauté du teint, il existe encore une foule d'affections locales qui, sans produire la moindre perturbation sur la santé en général, exercent sur le teint des ravages désastreux, telles sont les maladies de la peau.

Je n'ai pas l'intention de faire ici un traité complet des maladies de peau, ce serait tout à fait en dehors du cadre que je me suis tracé; mais je crois qu'il ne sera pas inutile de faire

connaître les principales affections qui altèrent
plus spécialement le teint, et dont la plus fréquente est sans contredit l'*acné* avec ses différentes variétés.

ACNÉ

Le mot *acné* dérive du grec et signifie *sans démangeaison*. L'acné est donc caractérisée par l'absence des démangeaisons qui existent dans la plupart des autres maladies de peau. On distingue plusieurs variétés d'acné, mais toutes, à l'exception de la couperose, sont le résultat d'une maladie des glandes sébacées.

Acné rosacée ou couperose.

Tout le monde connaît la *couperose* qu'on désigne encore sous le nom d'*acné rosacée* ou d'*acné érythémateuse*. C'est une maladie caractérisée par des plaques rouges ou livides siégeant particulièrement au menton, au nez, sur les joues et sur le front. Elle est quelquefois simple, c'est-à-dire constituée uniquement par des rougeurs ; mais très souvent elle se complique de petites pustules plus ou moins nombreuses dont la base est entourée d'un cercle rouge plus foncé que le reste de la peau. Cette affection ne présente aucun danger pour l'existence, mais elle donne au visage un aspect aviné et repoussant qui rend parfois la vie insupportable.

La couperose se développe également chez l'homme et chez la femme; mais celle-ci semble y être plus particulièrement disposée. Elle ne se montre jamais chez les enfants; à partir de quinze à seize ans, on l'observe à tous les âges de la vie. Elle est moins fréquente en France qu'en Angleterre, en Allemagne et en Russie, ce qui fait dire à certains médecins que le froid et l'humidité sont des causes fâcheuses sur la production de cette maladie. Pour moi, je crois que cette fréquence est due tout simplement à l'abus des boissons alcooliques, abus beaucoup plus répandu dans ces pays que dans le nôtre, autant chez les femmes que chez les hommes. L'hérédité joue encore un grand rôle dans le développement de la couperose; on la voit parfois se transmettre de la mère à la fille jusqu'à la quatrième génération. Si l'on considère que cette affection n'est constituée que par l'accumulation et la stagnation du sang dans les vaisseaux capillaires de la face, on en trouvera les causes accidentelles dans tout ce qui peut amener une congestion du côté de la tête ; tels sont le froid habituel aux pieds, une constipation opiniâtre, l'abus des boissons spiritueuses, les excès de table de tout genre, les travaux assidus qui nécessitent une inclinaison permanente de la tête, le séjour dans un lieu très chaud, etc.

La couperose débute généralement par des plaques rouges ou rosacées sur le nez ou sur le menton, plus rarement sur le front ou sur les pommettes des joues. Ces taches de rougeur disparaissent, dès le début, quand on les comprime avec le doigt. Elles sont plus apparentes le soir que le matin, après qu'avant le repas, et surtout lorsque le sujet qui en est atteint se trouve dans un endroit chaud et renfermé ; c'est ce qui a lieu dans les réunions du soir quand on est dans un appartement bien clos, dont l'atmosphère est élevée par le chauffage des cheminées ou par l'éclairage d'un grand nombre de bougies. Au bout de quelque temps, ces taches deviennent permanentes, et la rougeur qui les caractérise augmente d'intensité toutes les fois qu'une cause quelconque vient déterminer une congestion du côté de la tête. Le visage est le siège d'une congestion fort incommode ; l'épiderme se détache sous forme de petites pellicules pour faire place à de larges taches rouges ou livides, unies et luisantes. Le plus souvent il se développe, au milieu des plaques couperosées, un plus ou moins grand nombre de pustules plates ou saillantes. Celles-ci se remplissent bientôt d'une humeur blanchâtre et purulente qui s'échappe et se concrète sous forme de croûtes jaunâtres. Enfin, lorsque la maladie est passée à l'état chronique, on observe sur les joues et les ailes du nez un grand nombre de vésicules gorgées de sang et disposées tantôt en lignes droites, tantôt en zigzag. Toutes ces petites vessies variqueuses se gonflent, se dilatent et deviennent très saillantes pendant les accès de colère, pendant la digestion des repas copieux, sous l'influence d'une atmosphère très chaude et, en général, toutes les fois que pour une cause quelconque le sang se porte vers la tête.

Traitement. — La couperose n'est pas une maladie incurable, comme on le croyait autrefois ; mais quand elle existe depuis des années, elle offre une résistance très opiniâtre. La première médication à remplir consiste dans l'éloignement de tout ce qui peut faire affluer le sang vers la tête. Ainsi, il faut d'abord supprimer l'usage des boissons alcooliques, des mets épi-cés, des travaux qui captivent trop longtemps l'esprit. Il faut éviter avec soin le froid aux pieds, combattre la constipation par de légers laxatifs et par des bains émollients fréquemment répétés. Le régime doit être composé principalement de viandes blanches, de légumes et de poisson; une diète modérée serait préférable à une alimentation trop substantielle. On n'observe jamais la couperose chez les personnes anémiques ou chlorotiques.

A ces moyens hygiéniques, il faut ajouter un traitement local énergique, mais conduit avec beaucoup de prudence. On fait deux fois par jour des lotions d'eau chaude à une température aussi élevée que les malades peuvent la supporter. Ces lotions, dit M. Hardy, répétées matin et soir et faites rapidement pendant une minute environ, amènent d'abord de la chaleur et de la rougeur au visage; mais bientôt l'afflux de sang cesse, et, par une réaction contraire à celle que provoque l'action de l'eau froide, les parties touchées par l'eau chaude pâlissent et se refroidissent pour quelques temps. Si l'on ne veut pas employer l'eau pure, on peut y ajouter quelques gouttes d'eau de lavande, de Cologne, ou d'une liqueur aromatique quelconque. Ce traitement suffit d'ordinaire pour combattre une couperose récente ; mais si la maladie offrait une certaine résistance, il vaudrait mieux remplacer l'eau pure ou aromatisée par la solution suivante :

    Feuilles de noyer . . . . 25 grammes
    Alun en poudre. 25   —
    Eau.. . . . .   1 litre.

On fait bouillir, on filtre et on s'en sert pour les lotions chaudes du matin et du soir, qu'on pratique à l'aide d'une éponge.

On peut encore employer la pommade suivante avec laquelle on pratique plusieurs fois par jour des onctions sur les parties couperosées :

    Axonge balsamique.. . . . . . 60 grammes.
    Alun.   5   —
    Tanin.   5   —

Les douches d'eau sulfureuse sont également d'une grande efficacité. On peut les administrer chez soi : on prend une bouteille d'eau de Barèges que l'on chauffe au bain-marie jusqu'à la température de 45 à 50° centigrades ; puis, à l'aide d'un pulvérisateur ou d'une seringue dont la canule est terminée en pomme d'arroouaos, projette l'eau sur les parties malades.

Enfin, dans les cas où la couperose existe depuis plusieurs années et qu'elle a résisté à tous les moyens que nous venons d'indiquer, il existe encore un mode de traitement presque toujours efficace, c'est l'emploi des pommades mercurielles. On choisit de préférence le proto-iodure de mercure ou l'iodure de chlorure mercureux, de la manière suivante :

> Iodure de chlorure mercureux   30 centigr.
> Vaseline. . . . .   30 grammes.

On pratique tous les soirs en se couchant des onctions sur les parties malades. Chaque quinze jours ou trois semaines, on augmente la dose du sel de mercure qu'on porte successivement jusqu'à 1 gramme pour 30 grammes de vaseline.

Dans les pharmacies de province, on se procure assez difficilement la vaseline et l'iodure de chlorure mercureux ; dans ce cas, on emploie le proto-iodure de mercure avec l'axonge, selon la formule :

> Axonge balsamique . . . . .   30 grammes.
> Proto-iodure de mercure. . .   30 centigr.

On augmente successivement la dose du sel mercuriel comme dans le cas précédent.

L'application de ces diverses pommades est généralement suivie d'une sensation de cuisson et de brûlure; mais au bout de quelques jours les malades s'y habituent et ces effets cessent de se produire. Le traitement dure toujours plusieurs mois. Lorsque la guérison est à peu près complète, on la consolide par une saison passée aux eaux minérales d'Ax, de Barèges ou de Bagnères-de-Luchon. Mais il ne faut jamais employer les pommades mercurielles en même temps que les eaux sulfureuses.

Acné inflammatoire.

M. Hardy comprend sous cette dénomination trois variétés d'acné, résultant de l'inflammation des follicules sébacés, ce sont l'*acné simple* ou *pustuleuse*, l'*acné indurée* et l'*acné hypertrophique*.

Acné simple ou pustuleuse. — L'acné simple est caractérisée par de petites pustules ou *boutons* de forme régulière, de la grosseur d'une tête d'épingle et entourée d'une tache rouge peu étendue, qui leur sert d'auréole. Il n'existe ni douleur ni démangeaison; à peine éprouve-t-on un peu de cuisson ou une légère sensation de chaleur. Au bout de quatre à cinq jours, les pustules s'ouvrent d'elles-mêmes, le liquide purulent qu'elles renferment s'épanche et s'évapore, ne laissant qu'une tache rouge qui disparaît lentement et sans cicatrice sur la peau. Il se forme bientôt de nouvelles pustules qui se mêlent avec les tâches de rougeur laissées par les précédentes et ainsi de suite, de manière à constituer une éruption plus ou moins continue et qui dure quelquefois plusieurs années.

L'acné simple a son siège de prédilection sur le visage, plus particulièrement au front et sur les tempes ; on la rencontre cependant assez souvent entre les deux omoplates, sur les épaules et sur la partie antérieure de la poitrine. Elle affecte surtout les jeunes gens et les jeunes filles, ce qui lui a valu le nom *d'acne juvenilis,* qu'on traduit par *boutons de jeunesse.*

Acné indurée. — « L'acné indurée ou tuberculeuse, dit M. Hardy, est l'exagération de la variété précédente ; elle est de même constituée par des saillies arrondies, disséminées, quelquefois agglomérées, mais toujours distinctes les unes des autres, lesquelles sont formées de deux parties, d'une base dure de couleur violacée, véritable tubercule, et d'un sommet pustuleux placé au-dessus. Cette pustule se rompt au bout de quelques jours, il s'en échappe quelques gouttelettes de pus, quelquefois même une espèce de bourbillon; l'ouverture se referme de suite sans présenter de croûtes, mais la base persiste plus longtemps, souvent quelques semaines, et ne disparaît que pour laisser habituellement une cicatrice indélébile, qui ressemble à celle de la variole ». Dans quelques cas, les pustules acquièrent le volume d'un pois ou d'une petite noisette, et, soit qu'on les incise à l'aide d'une lancette, soit quelles s'ouvrent spontanément pour livrer passage à un liquide sanguinolent ou purulent, elles laissent une cicatrice profonde et irrégulière.

Acné hypertrophique. — Cette variété d'acné, qui atteint rarement la femme, a son siège de prédilection sur le nez. Celui-ci acquiert un développement qui égale deux ou trois fois son volume normal; il est rouge, violacé, et surmonté d'un plus ou moins grand nombre de tumeurs de la même couleur, molles et sillonnées de veines dilatées : c'est un nez bourgeonnant, d'un aspect vraiment hideux.

La cause principale de l'acné est une organisation particulière de la peau qui prédispose à cette maladie. La peau du visage est épaisse, luisante, rude et laisse voir l'orifice entr'ouvert des glandes sébacées. Cette disposition se rencontre fréquemment chez les personnes douées d'un tempérament lymphatique, mais les autres tempéraments n'en sont point exempts. On attribue à l'usage immodéré des boissons alcooliques le développement de l'acné hypertrophique, ce qui semble confirmé par l'expérience.

Traitement. — L'acné est une maladie locale et doit être traitée comme telle; par conséquent tous les médicaments internes comme les purgatifs, les dépuratifs, sont d'un effet absolument nul. Cependant il est bon de s'abstenir des boissons alcooliques et d'une nourriture trop excitante ou trop épicée. Le traitement local, le seul efficace, consiste dans des lotions chaudes matin et soir faites avec de l'eau simple ou additionnée d'un liquide irritant comme l'ammoniaque ou une légère solution de sublimé. Telle est la lotion suivante.

Eau distillée . . . . 100 grammes.
Bichlorure de mercure. . . . 1 —
Alcool (quantité suffisante pour dissoudre
le bichlorure.)

On verse une cuillerée à café dans un verre d'eau chaude et on pratique matin et soir des lotions sur le visage.

On peut encore se servir de la liqueur de Gowland, ainsi préparée :

> Émulsion d'amandes amères. 400 grammes.
> Sublimé.   1   —
> Sel ammoniac   1   —

On l'emploie pure ou coupée avec un peu d'eau. Le meilleur moyen c'est d'en imbiber une compresse et de l'appliquer sur les parties malades le soir en se couchant.

Lorsque l'affection est récente, on peut se contenter de douches sulfureuses auxquelles on ajoute l'emploi de pommades astringentes, comme la pommade à l'oxyde de zinc :

> Axonge. . . . .   30 grammes.
> Oxyde de zinc   3   —

Enfin dans les cas les plus rebelles, il faut avoir recours aux pommades mercurielles dont on augmente progressivement la dose de mercure. C'est ainsi qu'on commence par la pommade suivante :

> Axonge.. . . . .   30 grammes.
> Biiodure de mercure. . . . .   30 centigr.

Au bout de quinze jours on porte la dose de biiodure à 60 centigrammes et, quinze jours plus tard, à 1 gramme. Ces préparations mercurielles, avec lesquelles on fait une onction tous les soirs, déterminent d'abord une assez vive douleur qui persiste quelquefois pendant une heure, mais peu à peu il s'établit une espèce de tolérance, et les malades n'en éprouvent plus aucun désagrément.

Lorsqu'on débute par une forte dose de mercure comme 1 ou 2 grammes pour 30 grammes d'axonge, il se produit une éruption artificielle de croûtes molles et jaunâtres qui modifie rapidement la vitalité des tissus et amène une plus prompte guérison, mais ce moyen est très douloureux et on ne l'emploie que dans les cas d'acné invétérée.

Rochard a préconisé, contre les différentes variétés d'acné, l'iodure de chlorure mercureux ; mais ce sel n'agit pas autrement que le biiodure et on ne le trouve pas toujours dans les pharmacies de province, c'est pourquoi on donne la préférence au biiodure de mercure.

ACNÉS RÉSULTANT DE LA RÉTENTION

DE L'HUMEUR SÉBACÉE

Nous avons vu, en étudiant les fonctions des glandes sébacées, que l'humeur grasse qu'elles sécrètent s'épanche sur la peau qu'elle assouplit, et s'évapore sans laisser des traces pour ainsi dire appréciables. Mais lorsque, pour une cause quelconque, cette humeur sébacée ne s'épanche pas au dehors, elle s'accumule dans l'intérieur de la glande et de son conduit excréteur, elle les dilate, se solidifie et donne lieu à plusieurs affections du teint désignées sous la dénomination *d'acné ponctuée, d'acné varioliforme et d'acné molluscoïde ou molluscum.*

Acné ponctuée.

Cette affection du teint est caractérisée par la présence, à la surface de la peau, d'un plus ou moins grand nombre de petits points noirs, légèrement saillants et à peu près semblables aux taches noires que produisent les grains de poudre de chasse qui ont pénétré sous l'épiderme. Ces points noirs sont formés par une accumulation de matière sébacée dans l'intérieur des glandes et des conduits excréteurs du même nom, et dont l'extrémité libre noircit au contact de l'air et de la poussière. La condensation de cette substance forme avec la glande une espèce de petite vessie pleine s'ouvrant à l'extérieur au niveau du point noir. Lorsqu'on appuie les ongles des deux pouces autour de ces points noirs et qu'on presse fortement, on on fait sortir une matière blanche ou jaunâtre ayant l'aspect d'un fil ou plutôt d'un ver dont le point noir serait la tête, et qu'on appelle vulgairement *ver de peau*. Inutile d'ajouter qu'il n'y pas le moindre ver. L'examen microscopique a fait découvrir dans cet amas de matière sébacée un petit parasite, le *demodex*, décrit par Moquin Tendon; mais cet animalcule n'est pas spécial à l'acné sébacée, on le trouve également dans l'humeur sébacée des glandes parfaitement saines.

Cette affection dont on ne connaît pas la véritable cause attaque de préférence les per-

sonnes qui ont la peau grasse et rude. Elle
n'occasionne aucune démangeaison, ne présente aucun danger et constitue plutôt une
difformité qu'une véritable maladie. Son siège
de prédilection est au visage, sur le front, sur
le menton et sur les ailes du nez. Lorsque les
points noirs sont rares, on ne s'en occupe
généralement pas, mais s'ils sont nombreux et
très rapprochés les uns des autres, ils nuisent
à la beauté et constituent une altération du
teint très apparente et fort désagréable pour
les jeunes femmes.

Traitement. — L'acné ponctuée n'est pas
facile à guérir; elle résiste souvent des années
entières à une médication très énergique.
Parmi les moyens les plus efficaces il faut
compter les lotions à l'eau ammoniacale ou
fortement alcoolisée. La première se prépare
par le simple mélange de 6 à 10 grammes d'a-
moniaque liquide avec un litre d'eau ordinaire.

A la place de l'eau alcoolisée, j'ai vu mieux
réussir l'eau-de-vie seule à 20°. Ces lotions dis-
solvent la matière sébacée et réveillent en
même temps la contractilité des follicules qui,
en se resserrant, l'expulsent au dehors. Dans le
même but on administre des douches sulfureuses tièdes ou chaudes. Lorsque ces moyens

paraissent peu actifs ou insuffisants, on y ajoute des frictions matin et soir avec la pommade suivante :

Iodure de souffre. . . . . 1 gramme.
Axonge benzoïnée . . . . . . 20 —

Si les points noirs ne sont pas trop nombreux et que la chose soit possible, on presse avec les ongles des deux pouces sur la base de la glande engorgée pour en faire sortir, sous forme de ver, la matière sébacée, puis on fait des lotions à l'eau chaude dans laquelle on a préalablement fait dissoudre par litre 1 gramme de sublimé. Les follicules vides qui sont, pour ainsi dire, cautérisés par ces lotions, s'atrophient et disparaissent. Les personnes qui craignent l'action du sublimé peuvent le remplacer par l'alun en poudre ou le sulfate de zinc, à la dose de 50 grammes par litre d'eau.

Enfin lorsque tous ces moyens n'ont produit aucun résultat, il faut recourir aux pommades les plus énergiques qui offrent encore des chances de succès ; telle la pommade suivante :

Précipité rouge. . . . . 1 gramme.
Axonge benzoïnée. . . . . . . 30 —

On fait deux fois par jour des onctions sur les endroits malades. Cette pommade irrite fortement la peau; c'est pourquoi il faut n'en employer qu'une très petite quantité chaque fois.

Acné varioliforme.

L'acné varioliforme n'est qu'une exagération de l'acné ponctuée. Dans cette dernière affection le conduit excréteur de la glande sébacée est seul oblitéré par un amas de substance sébacée qui se manifeste à l'extérieur par un point noir, tandis que dans l'acné varioliforme c'est la glande tout entière qui est obstruée et remplie de matière sébacée coagulée. C'est pourquoi à la place du point noir, il existe une petite tumeur globuleuse, quelquefois un peu aplatie, dont le volume varie depuis celui d'un grain de millet jusqu'à celui d'un pois. « Quelques-unes, dit M. Hardy, ont une base large qui se confond avec la peau, d'autres sont étranglées à leur extrémité adhérente et présentent une espèce de pédicule. Tantôt leur coloration est celle de la peau, tantôt elle est plus rouge, d'autres fois elles sont demi transparentes et ressemblent à des pustules de variole à demi desséchées », d'où le nom de varioliforme proposé par Bazin. Mais le caractère essentiel de ces tumeurs, c'est de présenter sur leur surface extérieure un point noir ou blanc qui n'est autre que l'orifice du follicule sébacé et à travers lequel on peut, en pressant, faire sortir la matière sébacée sous forme de ver blanc, comme dans l'acné ponctuée. Cette évacuation du sébum peut avoir lieu spontanément et la petite tumeur, au lieu d'être arrondie, est flasque, aplatie et ridée.

L'acné varioliforme a son siège de prédilection au visage et principalement sur le front. Cependant il n'est pas rare de la rencontrer sur les parties latérales du cou, sur les seins et même sur les membres. Le nombre des boutons est généralement restreint, rarement on les observe en grande quantité. Leur marche est chronique. Ils guérissent quelquefois spontanément par la rupture de la petite poche qui donne issue à la matière sébacée, d'autres fois ils s'enflamment, deviennent rouges, un peu douloureux, la matière qu'ils renferment s'échappe avec un peu de pus mêlé de sang et la guérison s'opère en laissant une petite cicatrice à peine perceptible.

La cause de l'acné varioliforme est aussi obscure que celle des autres variétés d'acné.

La contagion est la seule qui semble à peu près démontrée. Aussi faut-il éviter avec soin le contact des surfaces qui en sont atteintes.

Traitement. — Le moyen le plus efficace de guérir l'acné varioliforme consiste à inciser légèrement avec le pointe d'une lancette les petites tumeurs et à presser tout autour avec les ongles de manière à expulser la matière sébacée. On fait ensuite des lotions alcalines ou astringentes avec les mêmes liquides que pour l'acné ponctuée. Lorsque les tumeurs acnéiques sont trop nombreuses pour les inciser, on a recours aux pommades à l'iodure de soufre ou à base de sel mercuriel, selon les formules que nous avons indiquées précédemment.

Acné molluscoïde ou molluscum.

Cette affection qui constitue une véritable difformité de la peau plutôt qu'une maladie est caractérisée par une ou plusieurs tumeurs, du volume d'un gros pois à celui d'une noisette ou d'une petite noix. Leur coloration est celle de la peau ; quelquefois cependant elles sont brunes ou violacées. Leur contenu est un amas de matière sébacée. Elles ne présentent ni douleur ni démangeaisons, ni danger d'aucune sorte. Le seul moyen de les guérir consiste à les enlever avec le bistouri ou à les détruire par des caustiques.

Acné sébacée fluente.

Cette affection du teint est due à une augmentation dans la sécrétion de la matière sébacée, qui s'épanche et s'étale sur la peau sous forme de liquide gras ou huileux. Cette particularité a fait donner le nom de *peau grasse* à la peau des personnes qui en sont atteintes.

L'acné sébacée fluente se présente sous l'aspect d'une couche huileuse, étalée sur la peau comme une couche de vernis. Les personnes qui en sont atteintes paraissent avoir le visage oint avec de l'huile ou de la pommade. La peau est en même temps rouge et épaissie. On remarque à sa surface les petits orifices béants des glandes sébacées, à l'entrée desquels se voit une toute petite goutelette de matière grasse liquide. Chez quelques personnes la maladie ne se manifeste, en quelque sorte, que pendant la nuit, c'est-à-dire que la matière huileuse n'existe que le matin ; une fois enlevée, elle ne se montre plus jusqu'au lendemain. Chez d'autres, au contraire, la matière huileuse s'écoule constamment,

et elles ont beau essuyer, éponger leur visage,
le couvrir de fard ou d'une couche de poudre
de riz, la couleur luisante reparaît au bout de
quelques instants. Il n'existe d'ailleurs ni
cuisson ni démangeaisons; à peine observe-t-on
quelquefois une légère sensation de chaleur et
des picotements. Cette affection peut se développer sur toutes les parties du corps, mais
son siège de prédilection est au visage, et
plus particulièrement sur les ailes du nez, au
front, au menton et sur les joues. Quelquefois
elle existe seule, mais le plus souvent elle est
associée à l'acné simple et surtout à l'acné
ponctuée.

Les causes de l'acné fluente sont peu connues. On la rencontre principalement chez les
personnes jeunes et d'un tempérament lym-
phatico-bilieux. Elle dépend plutôt d'un état
particulier de la peau désigné vulgairement
sous la dénomination de *peau d'orange,* c'est-à-
dire peau épaisse et plus ou moins hérissée
d'aspérités.

Au point de vue de la santé générale cette
maladie n'offre aucune espèce de gravité; mais
au point de vue de la beauté, je me garderai
d'en dire autant, surtout si à la couche huileuse viennent se joindre les points noirs et

quelques pustules d'acné simple ou variolique.

Traitement. — L'acné fluente offre une vive résistance à tous les moyens de traitement qu'on lui oppose. Il ne faut pourtant point désespérer d'en triompher, mais ce n'est souvent qu'au prix d'un traitement de plus en plus énergique et suivi avec opiniâtreté. On commence d'abord par des lotions journalières plusieurs fois répétées avec l'eau-de-vie simple, coupée par moitié avec de l'eau ou bien encore avec le mélange suivant :

Eau de rose. . . . .   1 litre.
Ammoniaque liquide. . . . .   5 grammes.

Si la peau était d'une sensibilité trop vive et que ces lotions fussent difficilement supportées, on pourrait les remplacer par la solution suivante :

Eau. . . . .   1 litre.
Borate de soude. . . . . . .   20 grammes.
Acétate d'ammoniaque. . . .   15   —

Au bout de quinze jours de traitement, on substituera aux préparations précédentes une solution plus énergique, ainsi composée :

Tannin. . . . .   30 grammes.
Eau bouillante   1000   —
Alun en poudre. . ·   15   —

Laissez en repos pendant quelques heures, filtrez et conservez pour lotions le matin, à midi et le soir.

Lorsque les lotions sont jugées insuffisantes, on a recours aux pommades, en commençant par les plus simples, telles que :

Glycérolé d'amidon.   50   grammes
Tannin   10   —

On fait des onctions matin et soir.

La formule ci-dessous paraît encore avoir obtenu de nombreux succès :

Axonge benzoïnée.. . . . . .   50 grammes.
Tannin..   6   —
Souffre lavé.   3   —
Teinture de tolu.   10   —
Eau de laurier-cerise.. . . .   5   —
Essence de citron.   3   —

Quelques médecins remplacent les pommades par des onctions avec l'huile de cade, soit seule soit additionnée de glycérine.

Enfin dans les cas les plus rebelles on s'adresse aux pommades mercurielles en ayant soin de commencer par de faibles doses de sel mercuriel qu'on augmente peu à peu selon les effets obtenus. On peut débuter par la formule suivante :

Vaseline . . . .   30 grammes.
Biiodure de mercure. . . . .   15 centigr.

On porte successivement la dose de biiodure jusqu'à 1 gramme.

A tous les moyens que nous venons d'indiquer, on ajoute avec beaucoup de succès, les douches locales soit avec des eaux alcalines, soit avec des eaux sulfureuses dont les plus actives sont celles d'Ax, de Barèges, de Cauterets, de Bagnères-de-Luchon et de Louèche, en Suisse.

Acné sébacée concrète.

Dans cette variété d'acné, la matière sébacée, sécrétée en excès, se répand et s'étale à la surface de la peau comme dans l'acné fluente; mais au lieu de rester à l'état de liquide huileux et luisant, elle se condense sous forme de croûtes solides, molles, de couleur jaune ou d'un brun noirâtre, de la largeur de 1 à 2 centimètres. Quelquefois cependant elles sont beaucoup plus étendues et composées de plusieurs feuillets superposés comme une toile d'araignée repliée plusieurs fois sur elle-même. Lorsqu'on soulève ces croûtes avec l'extrémité de l'ongle, elles se détachent facilement comme une cire molle, laissant à nu la surface de la peau rouge, mais non ulcérée, et criblée par les orifices béants des glandes sébacées.

Cette variété d'acné se rencontre à tous les

âges de la vie; mais elle est plus fréquente chez les vieillards et les petits enfants. Dans ce dernier cas, on les désigne vulgairement sous le nom de *croûtes laiteuses*. Elle siège principalement au visage, sur le cuir chevelu et sur la partie antérieure de la poitrine.

Traitement. — La première médication consiste à détacher les croûtes qu'on ramollit d'abord par de petits cataplasmes et qu'on enlève entièrement par des lotions au savon. Tout le reste du traitement est le même que celui de l'acné sébacée fluente.

Acné miliaire.

L'acné miliaire est constituée par la présence sur les paupières ou autour de l'œil d'un ou de plusieurs petits grains blancs, du volume d'une tête d'épingle ou d'un grain de millet, faisant saillie au-dessus de la peau et ne provoquant ni douleur ni démangeaisons. Une fois formés, ces petits grains blancs persistent indéfiniment. Il n'y a qu'un seul moyen de guérison, c'est de les ouvrir avec la pointe d'une épingle ou d'une lancette pour en faire sortir le contenu par une légère pression; mais un moyen plus radical encore consiste à les enlever entièrement d'un coup de ciseau : il n'en reste aucune trace.

DARTRES. — ECZÉMA. — PSORIASIS.
PITYRIASIS.

Le mot *dartre*, dans le langage ordinaire est une vieille expression qui sert à désigner toute une série de maladies de peau, maladies mal définies, obscures, et qui souvent n'ont de commun que le seul caractère de chronicité. Un grand nombre de médecins spécialistes, embarrassés de la signification trop vague du mot *dartre*, l'avaient complètement effacé du langage médical ; mais le public, en dépit de tous leurs efforts, a conservé cette expression qui vivra aussi longtemps qu'il y aura des maladies de peau. Alibert, voulant préciser le sens du mot et caractériser les affections dartreuses, les décrit de la façon suivante : « Lorsqu'elles commencent à se manifester, on aperçoit sur la peau un assemblage de petits boutons rouges, abondants, épars ou réunis, dont l'apparition est annoncée par un sentiment de tension très incommode, ou d'un prurit plus ou moins violent. Bientôt ces boutons, d'où suinte une humeur ichoréeuse, se convertissent en légères écailles farineuses ou en larges exfoliations épidermiques. Quelquefois ce sont des croûtes épaisses qui couvrent le siège du mal, quelquefois aussi, la matière de la suppuration agit sur l'appareil tégumentaire en le corrodant. Dans certains cas, ce sont des pustules qui s'élèvent et se maintiennent avec leur forme primitive jusqu'à leur entière dessication. Les dartres se dessinent ordinairement sur la peau par des plaques ou éruptions arrondies. Les unes forment des cercles réguliers ; plusieurs sont ovales ou semi-lunaires ; on en voit qui représentent des triangles, des crochets et autres figures bizarres. »

Pour quiconque connaît les maladies de peau, cette description les comprend à peu près toutes ; mais elle vise plus particulièrement l'eczéma sous ses diverses formes. C'est pourquoi M. Hardy, tout en conservant le mot *dartre*, en fait un synonyme d'eczéma, et décrit comme affections dartreuses l'eczéma, le lichen, le psoriasis et le pityriasis, les trois derniers n'étant que des variétés de l'eczéma.

Notre but n'est pas de faire ici un traité complet des maladies cutanées, mais d'indiquer en quelques mots celles qui affectent plus particulièrement le visage et qui nuisent à la beauté du teint. C'est pour cela que nous retiendrons seulement l'*eczéma*, le *psoriasis* et le *pityriasis*.

ECZÉMA

Cette affection peut se développer sur toutes les parties du corps. On la rencontre fréquemment au visage et plus particulièrement sur les oreilles et le cuir chevelu. Elle débute par une chaleur et un prurit plus ou moins incommodes sur un point de la peau. Bientôt apparaissent de petites vésicules, très nombreuses et rapprochées les unes des autres. Elles sont parfois tellement petites qu'il faut se servir d'une loupe pour les distinguer. Elles sont remplies par un liquide tantôt séreux et transparent, tantôt opaque et purulent. Lorsque ce liquide se résorbe, les vésicules s'affaissent, se dessèchent, puis se déchirent et se détachent sous forme de petit son, pour faire place à une nouvelle éruption vésiculaire qui suit les mêmes phases que la première et ainsi de suite.

Le plus souvent la sensation de prurit porte

les malades à se gratter ; ils déchirent ainsi eux-
mêmes, avec les ongles, les petites vésicules dont
le liquide, surtout lorsqu'il est purulent, s'é-
panche et se concrète sous forme de squames
ou pellicules plus larges et plus volumineuses que
dans le cas précédent. En même temps la peau
se gerce, se fendille et se couvre d'ulcérations
superficielles plus ou moins étendues, mais qui
se propagent peu à peu de manière à occuper
de larges espaces. A travers ces déchirures de
l'épiderme suinte un liquide jaunâtre, de consistance gommeuse, qui roidit le linge comme de
l'empois et qui se concrète s'il n'est pas immédiatement enlevé par des lavages ou des applications humides. Les croûtes qui en résultent
présentent de grandes variétés relativement à
leur couleur, à leur consistance et à leur épaisseur. Elles grossissent peu à peu par l'adjonction des nouvelles matières sécrétées ; la partie
la plus superficielle se détache de temps en
temps, quelquefois même la croûte tombe
tout entière pour se reformer immédiatement ;
mais lorsqu'elle a été détachée, soit spontanément, soit par le grattage ou par les lotions,
elle laisse voir, au-dessous de l'endroit qu'elle
occupait, une surface rouge (eczéma rouge)
ulcérée et criblée de petits points arrondis d'une

nuance rouge plus foncée. De tous ces points, considérés comme les orifices des glandes sudoripares, on voit suinter de petites gouttelettes de sérosité qui bientôt se concrètent pour former de nouvelles croûtes. Cependant celles-ci ne persistent pas indéfiniment; elles diminuent peu à peu de volume et finissent par se transformer en furfures, espèce de poussière farineuse de moins en moins abondante et qui bientôt disparaît elle-même entièrement. La peau reprend alors sa coloration et ses propriétés normales.

A ces symptômes viennent s'en ajouter deux autres beaucoup plus incommodes, ce sont la chaleur et les démangeaisons.

La chaleur qui accompagne certains cas d'eczéma est très désagréable et quelquefois très forte; elle est due à une véritable augmentation de température qui peut être constatée par le thermomètre. Les malades s'en plaignent vivement; ils laissent les parties affectées au contact de l'air extérieur ou les recouvrent de compresses d'eau froide. Quant à la démangeaison, elle constitue le symptôme le plus pénible et le plus opiniâtre de l'eczéma. Il est rare qu'elle soit continuelle et uniforme; elle est plutôt intermittente et par accès, presque toujours développée par une augmentation de température. Elle est parfois tellement violente que les malades se déchirent la peau jusqu'à ce que la douleur ait remplacé la démangeaison. Ce grattage est toujours une cause d'aggravation dans la durée et l'intensité de la maladie.

Traitement. — Les principaux symptômes de l'eczéma à son début sont la rougeur, la chaleur, la démangeaison et le développement des vésicules : la première indication dans le traitement consiste donc à calmer ces symptômes inflammatoires par des bains tièdes émollients, des ons ou d'amidon, lorsque les parties affectées peuvent être plongées dans l'eau. Dans le cas contraire, lorsque l'eczéma, par exemple, siège à la face ou sur le cuir chevelu, on prend des bains de vapeur, ou bien on applique tout simplement sur les surfaces malades des compresses trempées dans une décoction de guimauve ou de fleurs de sureau. Lorsqu'on enleve les compresses on saupoudre l'eczéma avec de la fécule de pomme de terre, de la poudre d'amidon ou de riz; mais depuis quelque temps, je remplace ces diverses poudres par du soufre sublimé, et j'en obtiens d'excellents résultats.

Lorsque l'inflammation commence à diminuer, on hâte assez souvent la guérison de l'eczéma par l'application de cataplasmes de fécule ou d'amidon. A ces premiers moyens on ajoute l'usage des tisanes rafraîchissantes et amères, comme la tisane d'orge, la limonade, l'orangeade, la décoction de gentiane, de chicorée amère.

Lorsqu'on se trouve en présence d'un eczéma humide, dont la surface est constamment mouillée par un liquide séro-purulent, avec plus ou moins de croûtes qui se renouvellent sans cesse, il faut avoir recours aux purgatifs, afin de diminuer l'abondance de l'humeur. Pour cela on administre tous les deux ou trois jours un léger laxatif, tel que la poudre de rhubarbe, la mauve, l'huile de ricin, une infusion de séné ou un verre d'eau de Sedlitz. En même temps on donne les tisanes de douce-amère, de saponaire, de houblon, d'orme pyramidal, etc,; on insiste plus particulièrement sur l'application des cataplasmes de fécule et d'amidon. Malgré l'emploi de tous ces moyens, il n'est pas rare que l'eczéma résiste et affecte une marche chronique ; c'est alors qu'il y a lieu de recourir au médicament en quelque sorte spécifique de l'eczéma, le seul sur lequel on puisse compter d'une façon certaine : je veux parler de l'arsenic.

L'arsenic se prend le matin, à jeun, sous forme de granules ou dans une solution titrée. Les granules renferment généralement 1 milligramme d'acide arsénieux. On en prend de 3 à 6 et même 10 chaque jour, mais on ne doit arriver que progressivement à cette dernière dose. Les solutions les plus usitées sont la liqueur de Pearson, qu'on administre à la dose de 10 à 40 gouttes, et celles de Fowler, à la dose de 5 à 20 gouttes dans un peu d'eau sucrée.

L'arsenic étant un poison d'une extrême énergie, la moindre erreur, la plus petite exagération dans les doses, peuvent donner lieu à des accidents très graves ; c'est pourquoi, au lieu de conseiller les granules qui peuvent ne pas contenir tous la même dose d'arsenic, et les solutions officinales de Pearson ou de Fowler pour lesquelles on peut facilement se tromper en comptant le nombre de gouttes, je conseille de préférence la solution suivante dont on prend une cuillerée à soupe tous les matins :

> Arséniate de soude . . . . . 10 centigr.
> Eau distillée. . . . . 500 grammes.

Au bout de quinze jours on porte la dose

à deux cuillerées par jour. Ce traitement demande à être continué pendant plusieurs mois.

Les pommades et surtout les bains sont de puissants auxiliaires dans le traitement de l'eczéma. Les pommades les plus employées sont celles qui ont pour principe actif le soufre, l'huile de cade et le mercure.

1° Pommade soufrée :

    Axonge balsamique. . . . . .   30 grammes.
    Fleur de soufre.   1   —

2° Pommade au calomel :

    Axonge. . . . .   30 grammes.
    Calomel. . . . .   30 centigr.

3° Pommade au bichlorure de mercure :

    Axonge. . . . .   30 grammes.
    Bichlorure de mercure. . . .   10 centigr.

4° Pommade à l'huile de cade :

    Axonge. . . . .   30 grammes.
    Huile de cade   3   —

Toutes ces pommades s'emploient en onctions répétées plusieurs fois par jour sur les parties malades

Les bains les plus efficaces contre l'eczéma sont sans contredit les bains sulfureux. On peut prendre à domicile des bains sulfureux artificiels; mais ceux-ci ne remplacent qu'imparfaitement les bains pris aux sources thermales de Barèges, de Luchon, de Cauterets, etc.

PSORIASIS

« Le psoriasis est une maladie cutanée, caractérisée par des squames blanches, argentées, épaisses, imbriquées les unes sur les autres, très adhérentes à la peau et recouvrant une surface tuméfiée, saillante et d'un rouge très foncé (1). » Il consiste en un développement anormal de l'épiderme qui devient squameux et très épais.

Le psoriasis peut occuper indistinctement toutes les parties du corps, mais il a une prédilection très marquée pour les coudes et les genoux, à tel point qu'il est fort rare de le rencontrer dans d'autres régions sans constater en même temps sa présence sur les genoux et sur les coudes. C'est par là qu'il débute ordinairement.

Il se manifeste sous forme de plaques plus ou moins étendues et d'une configuration très dif-

1 Hardy, *Leçons sur les maladies de la peau.*

férente, mais offrant toutes les mêmes caractères essentiels, qui sont : la disposition et la coloration spéciale des squames, la coloration rouge cuivrée de la peau et l'épaississement de cette membrane.

Les plaques de psoriasis, dans leur forme la plus simple, ressemblent à des taches de bougie, blanches, arrondies, saillantes, depuis la largeur d'une pièce de 20 centimes jusqu'à celle d'une pièce de 5 francs. D'autres fois elles affectent la forme d'un cercle (lèpre vulgaire) ou d'un demi-cercle, dont le centre est intact, tandis que la circonférence est constituée par des squames plus ou moins régulières, d'un centimètre environ de largeur. Dans d'autres cas, elles représentent des lignes droites ou sinueuses formées par des taches d'abord isolées et qui, en se développant, se réunissent plus tard par leur circonférence.

La couleur des squames est d'un blanc nacré, argenté et luisant, quelquefois d'un blanc grisâtre dû à une certaine quantité de poussière qui s'y trouve mélangée. Elles sont constituées par plusieurs couches superposées de lamelles épidermiques qu'on peut enlever séparément les unes après les autres. Les premières, les plus superficielles, se détachent avec une grande facilité, tandis que les couches profondes adhèrent fortement à la peau et ne peuvent en être séparées que par un grattage énergique qui est douloureux et qui détermine l'issue de quelques gouttes de sang.

La peau sur laquelle reposent les plaques psoriasiques est enflammée et tuméfiée ; sa couleur est d'un rouge brun, luisante et comme cuivrée. On ne peut pas toujours l'apercevoir à travers l'épaisseur des squames, mais on la voit à travers les plaques fendillées et autour de leur circonférence où elle forme une espèce de lisière plus ou moins large. Pour peu que la maladie soit ancienne, les plaques forment une saillie due au gonflement et à l'épaississement de la peau dans les parties affectées. Tous ces symptômes sont généralement accompagnés de cuisson et de démangeaisons.

Traitement. — Le psoriasis est une des maladies cutanées qui résistent le plus longtemps à l'action des médicaments, aussi faut-il presque toujours associer le traitement interne au traitement externe. Cependant, dès le début, on peut quelquefois obtenir la guérison par le seul usage des émollients. C'est ainsi qu'on calme les démangeaisons et la cuisson par des lotions à l'eau de son ou de racines de guimauve, par l'application de cataplasmes de fécule, d'amidon ou de graine de lin. A ces premiers moyens on ajoute quelques purgatifs et des tisanes rafraîchissantes.

Lorsque les symptômes aigus sont dissipés, on administre à l'intérieur l'antidartreux par excellence, c'est-à-dire l'arsenic. On donne, soit des granules d'acide arsénieux à la dose de 2 à 5 par jour, soit la liqueur de Fowler à la dose de 5 à 15 gouttes dans un peu d'eau sucrée le matin, à jeun, et mieux encore une solution composée de 10 centigrammes d'arséniate de soude pour 250 grammes d'eau, à la dose d'une cuillerée à soupe tous les matins. Au bout de 15 à 20 jours, on peut porter la dose à deux cuillérées, mais en surveiller l'action de manière à s'arrêter immédiatement s'il survient des coliques ou de la diarrhée. Cette médication devra être continuée pendant plusieurs mois, alors même que la maladie aurait entièrement disparu.

Les bains sont d'une grande utilité dans le traitement du psoriasis, comme dans toutes les maladies de peau. Pendant la période aiguë, dès le début, il faut administrer des bains de son ou d'amidon; plus tard, lorsque la maladie est passée à l'état chronique, c'est aux bains sulfureux qu'il faut avoir recours. On doit favoriser l'action des bains par des applications de pommade soufrée ou à l'huile de cade, selon les formules suivantes :

                Axonge. . . . .   30 grammes.
                Soufre sublimé   3   —

Ou bien :

                Glycérolé d'amidon. . . . . . .   30 grammes.
                Huile de cade.   5   —
                Essence de romarin.   2   —

On peut encore faire des onctions avec l'huile de cade coupée par moitié avec la glycérine.

Lorsque la guérison se fait attendre, malgré tous ces moyens, on peut employer les pommades mercurielles douées d'une plus grande énergie : une des plus actives et qui nous a donné le plus de succès est la suivante :

                Iodochlorure de mercure. .   1 gramme.
                Axonge balsamique.   60   —

Les malades doivent s'astreindre à un régime adoucissant ; ne jamais manger d'aliments épicés, de gibier ni viandes faisandées ; s'abstenir de café, de liqueurs et de boissons fermentées.

Enfin, il reste encore un dernier moyen qui seul suffit bien des fois pour produire une guérison complète, c'est l'usage des eaux minérales naturelles. Ce sont d'abord les eaux sulfureuses de Barèges, de Cauterets, de Bagnères-de-Luchon, d'Aix-en-Savoie; les eaux alcalines de Royat; mais surtout les eaux de la Bourboule, qui contiennent une forte dose d'arsenic, agent le plus actif et le plus sûr contre toute espèce de manifestation herpétique.

PITYRIASIS

Le pityriasis est une variété d'eczéma qu'on désigne généralement sous la dénomination de dartre farineuse, dartre blanche. C'est une des affections qui altèrent le plus fréquemment la beauté du teint. On en connaît peu les causes. Quelques médecins l'attribuent à l'hérédité, aux fatigues excessives, aux excès de table, aux émotions morales. Pour moi, le hasard m'a fourni l'occasion de découvrir la cause la plus fréquente, à mon avis, de cette espèce de dartre. J'ai été consulté plusieurs fois par une dame âgée de trente ans environ, dont la peau du visage brune, dure, un peu terreuse, était parsemée de larges plaques d'un blanc jaunâtre, paraissant en quelque sorte saupoudrées de petit son : c'étaient des dartres farineuses. Interrogée sur les soins qu'elle donnait à sa toilette, cette dame me répondit que tous les matins, dans le but d'éclaircir son teint et d'adoucir la rudesse de la peau, elle se lavait avec du savon noir et de la pierre ponce. Je lui fis observer que ces deux agents irritants pouvaient bien être l'unique cause de ces dartres dont elle était affectée, et, en même temps, je lui conseillai d'en suspendre l'usage, de les remplacer pendant quelques jours par des lotions adoucissantes avec du lait d'amandes, de l'eau de sureau ou de racine de guimauve. Huit jours après, les dartres avaient disparu.

Je crois donc que les dartres farineuses qu'on observe si souvent sur le visage des jeunes femmes sont dues presque toujours à l'usage des cosmétiques irritants employés pour la toilette. La peau du visage étant très délicate, très fine et très sensible, surtout chez les femmes et les enfants, la moindre irritation peut développer des dartres de différente nature, selon les prédispositions individuelles.

Dès le début du pityriasis la peau perd sa souplesse et son onctuosité habituelle; elle devient sèche et se couvre sur les points affectés d'une espèce de poussière grisâtre qui se détache avec la plus grande facilité au moindre frottement. Cette poussière se compose de pellicules épidermiques ou squames très fines, se renouvelle incessamment et persiste pendant des années entières, lorsque rien ne vient troubler la marche de la maladie. La peau conserve presque toujours sa coloration normale ; quelquefois cependant elle est rouge, enflammée, et dans ce cas il existe toujours des démangeaisons plus ou moins vives. Celles-ci sont surtout désagréables lorsque le pityriasis envahit les sourcils dont les poils se détachent et tombent les uns après les autres. Le caractère essentiel de cette affection, c'est la formation de taches saillantes sur la peau, de forme plus ou moins régulière, recouvertes d'une matière blanche farineuse ou jaunâtre et écailleuse comme du petit son ; taches toujours sèches, ne donnant jamais lieu à aucune espèce de suintement comme l'éczéma, et dont la substance farineuse ou écailleuse disparaît momentanément par un lavage à l'eau tiède, et même en l'humectant simplement avec de la salive.

La dartre farineuse peut se développer sur toutes les parties du corps, aux bras, aux jambes, sur la poitrine et principalement sur le cuir chevelu ; mais nous n'avons en vue ici que celle qui affecte plus spécialement le visage et qui se montre de préférence au cou, sur le menton, aux joues et sur le front ou sur le nez. Sa marche est essentiellement chronique et sa durée illimitée. Peu grave par elle-même, cette maladie devient quelquefois la cause de beaucoup d'ennuis et de préoccupations chez les femmes, naturellement fort jalouses de la fraîcheur et de la beauté de leur teint.

Traitement. — Le traitement du pityriasis se divise en traitement interne et traitement externe.

Dès la première apparition des dartres farineuses il faut renoncer à l'usage des mets épicés et de toute nourriture ou boisson excitante, adopter un régime rafraîchissant, auquel on ajoutera l'usage de la tisane suivante :

Racine de saponaire.	10 grammes,	
Ecorce d'orme pyramidal. .	10	—
Tige de douce-amère	10	—

On fait bouillir dans un litre et demi d'eau environ pendant un quart d'heure ou vingt minutes.

Tous les soirs en se couchant on fait des onctions sur les dartres avec l'une des pommades suivantes :

1° Cold-cream.	30 grammes.	
Carbonate de soude.	2	—
Goudron.	3	...
Essence de lavande.	2	—

14

La pommade soufrée est un peu plus active.

2° Huile d'amandes douces. . .   10 grammes.
   Cérat de Galien   30   —
   Soufre sublimé et lavé. . .   3   —

L'huile de cade employée seule ou mélangée à d'autres corps gras est un excellent topique contre les dartres, mais son odeur désagréable fait qu'on n'y a recours que lorsque les autres moyens ont échoué. On l'emploie en pommade comme il suit :

3° Huile de cade. . . . .   10 grammes.
   Glycérolé d'amidon.   20   —

Ou bien on la mélange tout simplement à la glycérine par parties égales :

On passe matin et soir avec un pinceau sur les parties malades.

Lorsque, malgré tous ces moyens, on n'a pu réussir à se débarrasser des dartres, il faut recourir à l'usage interne de l'arsenic et aux pommades mercurielles selon les formules et les doses que nous avons précédemment indiquées.

Le traitement de toute espèce de manifestation dartreuse à l'état chronique présente deux indications constantes et toujours les mêmes : combattre les accidents cutanés locaux ; détruire la diathèse ou, pour mieux dire, le virus dartreux qui infecte la masse totale du sang.

Les topiques de tout genre que j'ai déjà indiqués et les bains sulfureux remplissent la première indication. Pour la seconde, il n'y a qu'un seul moyen : c'est l'arsenic. Mais quel que soit le mode d'administration de ce médicament, en solution ou en granules, il n'est jamais mieux toléré et son action n'est jamais aussi efficace que lorsqu'on l'absorbe à l'état de dissolution dans les eaux naturelles de la Bourboule. Cette eau minérale produit encore d'excellents résultats lorsqu'on s'en sert comme eau de toilette en lotions sur les parties affectées de dartres.

TACHES ET DIFFORMITÉS DE LA PEAU

Nœvi materni, envies, grains de beauté, taches vineuses.

Sous ces différents noms on peut grouper une multitude de taches de forme et de couleur variables qu'on observe sur toutes les parties de la surface cutanée et qui ne sont pas toujours, quoi qu'on en dise, *des grains de beauté.*

La plupart des femmes enceintes, par le seul fait de l'état où elles se trouvent, sont souvent prises de certains désirs, comme celui de manger tel ou tel mets, celui d'aller visiter quelque chose de curieux, de posséder un objet de toilette, de luxe ou de distraction, etc. D'autres, ayant la sensibilité très développée, éprouvent des émotions morales vives, des impressions fâcheuses, des peurs, etc. Dès qu'une femme

grosse se trouve ainsi atteinte d'un désir violent, celui de manger un fruit, par exemple, et
que ce désir, ou plutôt cette *envie*, comme on
l'appelle, n'est point satisfaite, on croit vulgairement que l'enfant qui viendra au monde por-
tera sur la peau l'empreinte ineffaçable de l'objet convoité par la mère. La tache elle-même
qu'on remarque sur le corps de l'enfant porte
également le nom d'*envie*. Ces taches ou *envies*
peuvent se rencontrer indistinctement sur
toutes les parties du corps, mais elles se présentent plus fréquemment au visage, aux
lèvres, sur les joues.

Ces taches, quelquefois irrégulières et diffuses,
sont le plus souvent circulaires ou obrondes,
d'une étendue plus ou moins grande. Leur couleur est tantôt rouge ou lie de vin, tantôt bleue
ou violette.

Toutes ces *envies*, qu'il ne faut pas confondre,
comme on l'a fait souvent, avec les tumeurs
érectiles, offrent une surface plane ou légèrement en relief, semée de bosselures de forme
très variée. Leur coloration et leur étendue
restent constamment les mêmes.

De plus, on ne rencontre jamais dans leur
épaisseur cet enlacement de vaisseaux sanguins
et variqueux qui caractérisent les tumeurs érec-

tiles et qui augmentent ou diminuent de volume selon l'état dans lequel se trouve le sujet.

La surface de ces taches est tantôt glabre, tantôt couverte d'un duvet tomenteux, de poils soyeux ou d'espèces de soies résistantes et pénicillées. Leur forme et leur couleur variées les ont fait comparer à des taches de vin, à des cerises, des mûres, des groseilles, des framboises, des fraises, etc.

Les causes qui déterminent la formation de ces taches sur le corps de l'enfant avant sa naissance ne sont pas bien connues. Les anciens croyaient, et c'est encore l'opinion la plus généralement répandue parmi le peuple, qu'elles étaient le résultat de l'influence de l'imagination de la mère.

Il est admis dans la science que cette opinion n'a, le plus souvent, rien de fondé, bien qu'il soit établi, par des faits observés avec soin, que des émotions vives et subites, agissant avec un certain degré de violence, peuvent exercer sur l'organisation de l'enfant à naître un retentissement fâcheux.

Des dissections nombreuses, des recherches exactes ont démontré depuis longtemps que toutes ces taches ou marques de naissance sont une altération du tissu de la peau produite par une maladie de l'enfant à une époque plus ou moins antérieure à sa naissance. D'après le professeur Chaussier, ces taches s'observent spécialement chez les enfants dont les mères sont sujettes à des éruptions cutanées, ou qui ont quelques prédispositions à ce genre d'affection. D'ailleurs, ces taches n'occasionnent aucune douleur ni aucun dérangement dans la santé ; c'est pourquoi tous les médecins pensent qu'il vaut mieux les laisser subsister que de faire subir au sujet un traitement qui amènerait souvent une difformité plus grande. On a conseillé, par exemple, l'application de différents caustiques ou d'un vésicatoire qu'on laisserait longtemps suppurer ; mais la cicatrice qui resterait après l'emploi de ces moyens serait plus difforme que la tache elle-même. On a fait observer qu'on pourrait les peindre de la couleur naturelle de la peau lorsque leur surface est plane ; mais, dans ce cas, le moyen le plus efficace est le tatouage. Ce procédé, appliqué avec art par un homme compétent, peut faire disparaître ou tout au moins atténuer considérablement ces larges taches lie de vin qui constituent une véritable difformité.

EPHÉLIDES, LENTIGO

On désigne sous le nom *d'éphélides* des taches solitaires, disséminées ou réunies par groupes à la surface de la peau, plus particulièrement au visage et à la face dorsale des mains. Cette affection est beaucoup plus fréquente en été qu'en hiver; elle se manifeste plus spécialement chez les personnes qui habitent la ville et qui vont passer l'été à la campagne ou dans les stations thermales. On en distingue deux espèces qui diffèrent par leur nature et par leur origine; ce sont le *lentigo* et les *éphélides* proprement dites.

LENTIGO

Le *lentigo*, qu'on désigne vulgairement sous la dénomination de *taches de rousseur*, est une

maladie de peau caractérisée par de petites
taches jaunâtres, arrondies en forme de lentilles, tantôt isolées et tantôt réunies par
groupes. Elles ne font point saillie sur la peau,
ne sont accompagnées ni de prurit ni de desquamation; elles ne présentent d'autre inconvénient que celui d'être désagréables à la vue.
Leur origine est due à une accumulation de
pigment qui se concentre sur certains points
au préjudice des parties voisines qui en sont
plus ou moins dépourvues. Ce sont surtout les
personnes blondes ou rousses, à peau très
blanche, douées d'un tempérament lymphatique, qui y sont le plus exposées. Les taches
de lentigo ont leur siège de prédilection au
visage, sur le dos des mains, aux avant-bras,
au cou et, en général, sur toutes les parties
exposées au contact de l'air. Elles sont beaucoup plus nombreuses et plus apparentes en
été qu'en hiver, ce qui rend évidente l'action du
soleil sur leur développement.

Le traitement de cette affection est surtout
préventif et palliatif. Il consiste à soustraire au
contact de l'air les parties atteintes, et lorsqu'il s'agit, dit M. Hardy, de femmes qui tien-
nent à leur beauté, on doit leur conseiller de
ne jamais sortir l'été, surtout au soleil, sans se

garantir le visage avec un voile et les bras et les mains avec des manches fermées et des gants. Un bon moyen de se garantir le visage contre l'influence du soleil consiste à faire quelques onctions avec de la glycérine et à saupoudrer ensuite avec de la poudre de riz. La glycérine retient une forte couche de poudre de riz et forme ainsi une espèce de masque qu'on se hâte d'enlever en rentrant chez soi avec des lotions à l'eau froide.

Comme traitement curatif, on peut provoquer l'exfoliation de l'épiderme et enflammer légèrement la peau, afin de favoriser la résorption du pigment et d'en régulariser la sécrétion. Pour cela, on se sert de la pommade suivante, qu'on applique sur les taches de rousseur tous les soirs en se couchant :

> Vaseline. . . . . 30 grammes.
> Iodochlorure de mercure. . . 50 centigr.

ÉPHÉLIDES

Les éphélides sont des taches plus larges et plus irrégulières dans leur forme que celles du lentigo. Leur couleur est d'un brun plus ou moins foncé, jaune ou grisâtre, rappelant assez bien la couleur du pain d'épice.

Elles sont un peu plus noires lorsqu'elles se montrent sur le dos des mains des vieillards; on les appelle, dans ce cas, du nom malheureux de *taches de mort;* mais elles n'impliquent absolument aucune espèce de maladie ni de mauvais présage. Leur étendue varie depuis la largeur d'une pièce de vingt centimes jusqu'à celle d'une pièce de cinq francs; leur forme est généralement arrondie; leurs contours sont quelquefois réguliers, mais plus souvent frangés et sinueux. La tache éphélitique, toujours bien accusée, est d'autant plus facile à distinguer qu'elle est circonscrite par une petite zone blanche et décolorée qui s'efface insensiblement en s'éloignant. Cette circonstance semble indiquer que la matière colorante de la peau s'est déplacée pour se concentrer sur un seul point en abandonnant les parties voisines. Ces taches sont d'ailleurs entièrement insensibles; elles ne provoquent ni chaleur, ni démangeaisons, ni desquamations.

Les éphélides peuvent se développer sur toutes les parties du corps, mais il est rare qu'on les rencontre ailleurs que sur le front, sur les pommettes des joues, sur le cou, sur la poitrine, aux avant-bras et sur le dos des mains. Les

personnes blondes à peau fine et blanche y sont
plus particulièrement exposées, mais surtout
celles qui ont les sourcils et les cheveux rouges.
Chez les sujets qui sont habituellement soumis
à l'influence de l'air et du soleil, on voit presque toujours les éphélides avoir pour limite les
parties de la peau recouvertes par les vêtements
et ainsi soustraites à l'action de l'air extérieur
et des rayons solaires. Cette remarque nous
montre en quelque sorte la cause directe des
taches éphélitiques, c'est-à-dire le grand air, le
vent, le soleil. Le hâle qu'on observe chez les
personnes qui habitent quelque temps les bords
de la mer est une espèce de teinte éphélitique
généralisée et qui peut quelquefois se transformer en véritables éphélides. Les parties exposées à une vive chaleur sont généralement susceptibles de contracter des taches éphélitiques.

Traitement. — Les éphélides offrent une
grande résistance aux moyens qu'on emploie
pour les faire disparaître ; cependant elles sont
loin de présenter la même ténacité que les
taches de lentigo. Il est inutile de les attaquer
par des remèdes internes, qui n'ont aucune efficacité. Les seuls moyens capables de réussir
sont les lotions et les douches sulfureuses ou
alcalines. On peut commencer par se laver trois

ou quatre fois le jour avec la solution suivante :

> Borate de soude. . . . . . .   20 grammes.
> Eau distillée.   1000   —

Si ce moyen est inefficace, on fait, matin et
soir, des onctions sur la peau avec une pommade ainsi composée :

> Axonge. . . . .   30 grammes.
> Acide nitrique.   1   —

Pour les bras, les mains et la poitrine, on
fait des badigeonnages répétés tous les soirs
avec la teinture d'iode seule ou additionnée
d'alcool. M. Hardy, essentiellement compétent dans tous les cas de maladie de peau, prescrit avec beaucoup de succès la formule suivante :

> Eau distillée. . . . .   125 grammes.
> Sublimé. . . . .   50 centigr.
> Sulfate de zinc. . . . .   2 grammes.
> Acétate de plomb.   2   —
> Alcool (quantité suffisante pour dissoudre le
>   sublimé).

Cette solution est employée en lotions deux
fois   r jour, pure ou coupée avec de l'eau
chaude, suivant la susceptibilité de la peau ; elle

détermine un peu de rougeur, une légère desquamation, et assez souvent, après quelques semaines de traitement, la disparition des taches.

C'est cette même formule, augmentée d'un peu de camphre, qui est connue sous le nom de *lait antéphélique*.

Nous donnons volontiers la préférence à la pommade mercurielle (vaseline, 30 grammes; iodochlorure de mercure, 50 centigrammes), par la raison que la pommade, étant un corps solide, ne fait porter son action que sur les parties malades, c'est-à-dire uniquement sur les taches, tandis qu'avec la solution, autrement dit avec le lait antéphélique, on fait des lotions sur tout le visage, et on provoque ainsi une irritation générale et souvent dangereuse.

Nous trouvons dans le *Journal de médecine et de chirurgie pratiques* une note relative au traitement des éphélides ou masque de grossesse, par M. Neuman, professeur de dermatologie, et M. Braun, professeur d'accouchement à Vienne (Autriche). Le remède employé est l'acide chrysophanique. Cette substance détermine à la surface de la peau une irritation assez vive, et celle-ci provoque la chute de la couche épithéliale et de la couche sous-épithéliale.

Sous l'influence de cette action, analogue du reste à celle des topiques au nitrate d'argent et autres, les taches pigmentaires disparaissent pour ne plus revenir.

Dans la pratique, il s'agit de déterminer une irritation suffisante sans la dépasser. Cela est assez difficile, parce que la susceptibilité des peaux pour l'acide chrysophanique est très variable.

Voici le procédé : on nettoie bien la place de la tache pigmentaire par un lavage au savon; puis on fait une onction sans frotter avec la pommade suivante.

```
Acide chrysophanique. . . .    1 gramme.
Axonge. . . . . . . . . . . .   40     —
```

On laisse sur la peau un linge imprégné de la pommade, mais de façon à ce qu'il n'en coule pas.

Ordinairement, on fait ainsi trois ou quatre frictions à deux jours d'intervalle. Mais il faut tâter la peau, et s'il y a beaucoup de gonflement, on éloignera les frictions. Parmi les peaux les plus susceptibles, il faut compter la peau mince des rousses.

L'onction est suivie d'un peu de gonflement de la face avec cuisson modérée.

Les parties enduites deviennent rouges, puis noires, puis elles desquament et la tache disparaît.

Il faut surtout prendre garde de laisser tomber de la pommade sur les paupières, qui subiraient un gonflement pénible.

M. le docteur Reverdin a vu, à la clinique de Braun, une jeune fille qui, très désireuse de voir disparaître un masque très prononcé, malgré toutes les recommandations s'était enduit abondamment toute la figure de cette pommade. Elle eut durant quatre ou cinq jours un gonflement et une teinte noire de la face qui la défiguraient absolument; mais aussi fut-elle guérie et nettoyée entièrement au bout de ce temps.

Il est inutile d'aller jusque-là, et, moyennant quelques précautions, en agissant modérément, on est guéri sans douleur sérieuse et sans gonflement hideux.

L'effet de l'acide chrysophanique est absolument le même que celui des pommades au biiodure de mercure et à l'iodure de chlorure mercureux.

ALBINISME. — VITILIGO

L'*albinisme* est une affection congénitale
caractérisée par l'absence de pigment dans la
peau, dans les yeux et dans les poils. Les sujets
qui en sont atteints portent le nom *d'albinos*.
Non seulement l'albinos est myope, mais encore
il a une telle aversion pour la lumière, qu'il voit
à peine dans le jour, ce qui le force à clignoter
sans cesse, et met sa pupille dans une continuelle et rapide oscillation. Pendant la nuit, au
contraire, et dans le crépuscule, il peut très bien
voir. Les sourcils et les cils sont aussi blancs
que les autres poils; les paupières ont une forme semi-lunaire, et l'iris, de couleur rose, est
entièrement dépouvu de pigment. La thérapeu-
tique est absolument impuissante contre l'albinisme.

VITILIGO

Lorsque la décoloration de la peau est partielle, au lieu d'être générale, l'affection qui en résulte prend le nom de *vitiligo*. Celui-ci se présente sous forme de taches blanches, irrégulières, plus ou moins étendues, et s'il existe des poils sur ces parties ces poils sont également blancs. C'est à ce phénomène que sont dues ces touffes de cheveux blancs qu'on observe quelquefois au milieu d'une chevelure plus ou moins foncée. Le vitiligo se rencontre plus fréquemment chez les nègres, et ces taches blanches qui tranchent sur la couleur noire de leur peau, leur a fait donner dans les colonies le nom de *nègres-pies*. Cette maladie est ordinairement congénitale; cependant elle peut être accidentelle et nous l'avons vu plusieurs fois succéder à des blessures du cuir chevelu. Dans ce cas seul on peut y remédier en employant une teinture pour donner aux cheveux leur couleur naturelle. Quant aux taches blanches de la peau, elles sont indélébiles.

VERRUES

Les verrues sont de petites excroissances qu'on rencontre le plus souvent sur la main et surtout à sa face dorsale. Elles font saillie à la surface de la peau, sont plus ou moins arrondies, blanches, molles, mamelonnées et présentent ordinairement un aspect grenu comme une mûre. Ce sont là les véritables *verrues*. Il en est d'autres aplaties, d'une couleur rouge et brune, dures au toucher, unies à leur surface; ce sont celles qui ont été appelées *poireaux*. Ces deux espèces d'excroissances diffèrent par leur structure. Les verrues sont constituées à l'extérieur par une enveloppe épidermique et par un tissu mou et dépressible, dans lequel rampent de petits vaisseaux; les *poireaux* sont composés de filaments d'apparence fibreuse plus ou moins nombreux et disposés en pinceau.

On croît généralement, mais à tort, que les verrues sont contagieuses, et que partout où a touché, sur la peau, le sang d'une verrue, il en poussera d'autres; c'est une erreur due probablement à leur multiplicité, car elles se montrent rarement solitaires. Les verrues sont disgracieuses et gênantes, mais ne causent ni douleurs ni accidents d'aucune sorte.

Traitement. — Les sucs d'un grand nombre de plantes ont été considérés comme très efficaces contre ces excroissances, mais c'est surtout contre les poireaux, dont la guérison spontanée est très fréquente. La coïncidence de l'emploi de ces sucs avec la chute naturelle de ces petites tumeurs a beaucoup contribué à faire la réputation de ces plantes; mais les seuls moyens réellement efficaces sont la cautérisation et l'excision. Pour pratiquer la cautérisation d'une verrue, on l'entoure d'un corps gras, beurre ou pommade, de manière à protéger les parties voisines; puis on la touche à l'aide d'un petit pinceau trempé dans l'acide nitrique, l'acide sulfurique ou le nitrate acide de mercure. La tumeur est convertie en détritus et disparaît; reste à sa place une petite plaie qui se cicatrise rapidement. Si l'on veut agir avec un peu moins de rapidité et plus de prudence, on se sert pour cautériser de l'acide acétique cristallisable. Cet acide, moins énergique que les précédents, demande à être appliqué plusieurs fois, mais le résultat en est le même et on a en moins la crainte de brûler les parties voisines.

Lorsqu'on se décide pour l'excision, on enlève tout simplement les verrues d'un coup de ciseau et on cautérise la petite plaie qui en résulte avec le crayon de nitrate d'argent.

INFLUENCE DU SOLEIL SUR LE TEINT HALE

On ne saurait croire avec quel soin extrême les femmes du monde, pendant la belle saison, cherchent à se cuirasser contre les rayons du soleil, comme si cet astre, source de vie, de force et de santé, devait pour toujours ruiner leur beauté. Je leur donne à méditer les quelques lignes suivantes d'un vieux praticien : « Nos délicates et blondes petites-maîtresses de Paris, dit-il, et de toutes les grandes cités, croient que le soleil n'est fait que pour des paysannes noires et hâlées, mais que leur teint délicat a besoin de se conserver dans la fraîcheur d'un demi-jour ou à la douce lueur des quinquets. Quand elles sortent dans les beaux jours d'été, il faut voir comme elles s'environnent de voiles, s'ombragent de leurs chapeaux ou de parasols, ed peur qu'un rayon téméraire du dieu du jour ne vienne faner l'éclat et la blancheur de leur teint. Elles rentrent dans leur asile, elles se replongent dans l'ombre, telles que de tendres fleurs, mais elles restent faibles, pâles, plaintives, toujours languissantes. La peau, les tissus cellulaire et fibreux deviennent mous, inertes ; et par cet étiolement enfin, cette blonde Hébé arrive, avant l'âge, à la décrépitude haletante d'une vieille Baucis. »

Quelle différence entre la femme des grandes villes, toujours pâle, anémique, énervée, souffreteuse, et la femme habituée à vivre au grand air et au soleil ! La première ne peut supporter le plus léger exercice sans que les forces lui manquent ; elle ne sort qu'en voiture et ne peut se résigner à quitter son boudoir ou sa chambre à coucher. Elle acquiert souvent de l'embonpoint ; mais ses chairs sont molles, sans vigueur, et sa force apparente n'est qu'une infirmité de plus. Son caractère mobile et irritable n'est qu'une conséquence forcée de son état physique. Tout changerait si ces constitutions lymphatiques se soumettaient, pendant la belle saison, à l'influence bienfaisante des rayons solaires. Je sais bien que le soleil brunit le teint ; mais, comme dit le poète, les violettes sont brunes et n'en sont pas moins belles. Mieux vaut une femme au teint bruni, aux chairs fermes et robustes, pleine de nerf et de vigueur, brillante de jeunesse et de santé. Toutes ces qualités ne peuvent s'acquérir sans l'influence du soleil, qui fortifie nos organes extérieurs, relève les forces, la chaleur du corps et développe la vie dans toute sa plénitude. Il en est de l'homme comme des végétaux. Ceux-ci, lorsqu'ils vivent en plein air et au soleil, deviennent grands et vigoureux, leur tissu est plus serré et plus compacte, leur saveur ou leur parfum plus prononcé; lorsque, au contraire, ils croissent à l'ombre ou dans des souterrains, ils restent pâles, insipides et gorgés de sucs blancs, mal élaborés. Je ne saurais mieux comparer la femme élevée en serre chaude qu'à ces végétaux qu'on fait venir artificiellement dans les caves et qui sont toujours étiolés. L'influence du soleil est telle qu'elle transforme non seulement l'état physique, mais encore le moral.

Voyez les femmes du Midi, l'Italienne, aux yeux noirs, au teint bruni; quel caractère vif, gai, impétueux! elles sont généralement peu fortes d'embonpoint; mais elles sont ardentes, spirituelles et toujours en mouvement. Quel contraste avec la flegmatique Anglaise, la lourde Allemande!

Je ne veux pas dire pour cela qu'une femme du monde, même une Parisienne, doive passer toute la belle saison exposée chaque jour, comme un lézard, à la rage du soleil; ce serait tomber d'un excès dans un autre. Mais je ne voudrais pas qu'on cherchât avec un soin trop minutieux à éviter son action. Je voudrais, au contraire, que les femmes des grandes villes, qui vont passer à la campagne, aux bains de mer, aux stations thermales, une grande partie de l'été, s'exposassent volontairement, pendant quelques instants chaque jour, à l'influence bienfaisante du soleil. Leur teint pourrait en souffrir un peu sans doute, mais ce léger inconvénient, tout à fait passager, serait largement compensé par les immenses avantages qu'elles retireraient de cette pratique au point de vue de la santé générale.

Bien des personnes se figurent que les médecins envoient leurs malades à la mer et aux stations thermales dans l'espoir de les voir guérir uniquement par l'usage qu'ils feront des eaux qu'on leur conseille. Rien n'est moins exact. La preuve en est qu'ils envoient souvent des malades aux bains de mer en leur recommandant expressément de ne point se baigner; ils leur prescrivent seulement de se promener sur les bords de la mer, de stationner plus ou moins longtemps sur le sable ou sur un rocher échauffé par le soleil, et presque tous ces malades reviennent guéris, ou tout au moins dans un état d'amélioration considérable. L'agent actif qui a produit chez eux cette transformation n'est point l'eau de la mer, c'est la chaleur, le grand air, et le soleil. Qu'arriverait-il si, pour ne pas avoir le teint hâlé, ces personnes se confinaient dans l'ombre des appartements, même sur le bord de la mer? Il arriverait infailliblement qu'elles en reviendraient aussi malades qu'avant leur départ.

C'est donc le soleil, la chaleur, le grand air et l'exercice qui opèrent une pareille transformation, et l'action de ces agents atmosphériques est d'autant plus grande et plus rapide, qu'elle s'exerce sur des personnes qui en sont généralement privées pendant la plus grande partie de l'année. C'est ce qui explique cette émigration de plus en plus grande des habitants des villes vers la campagne ou les stations balnéaires pendant la belle saison.

Sans connaître les règles de l'hygiène et sans se rendre compte des phénomènes physiologiques pui s'accomplissent, la plupart des habitants bes grands centres populeux éprouvent un besoin immodéré et bien naturel d'aller puiser de nouvelles forces au grand air des bois et des champs.

Je conseille donc à mes lectrices de se préoccuper un peu moins de la blancheur de leur teint et de profiter plus amplement des avantages que la fortune leur procure en leur permettant d'aller vivre au grand air pendant l'été. Je leur dirai, en adoptant leur langage, qu'il vaut mieux avoir une tache à sa robe que ne pas avoir de robe; qu'il vaut mieux avoir le teint un peu hâlé avec une santé robuste, qu'un teint pâle, anémique, avec tous les symptômes de la phtisie pulmonaire. D'ailleurs, le soleil et le hâle n'altèrent point la peau proprement dite; leur action porte uniquement sur l'épiderme qui est dans un état continuel de décomposition et de recomposition, de sorte qu'après un certain temps qui peut varier entre trois semaines et un mois, si l'action du soleil et du hâle viennent à cesser, l'épiderme se détache, tombe, se renouvelle, et le teint reprend sa coloration naturelle. Il y a donc, contre le hâle, un remède simple, naturel et tout trouvé, c'est la patience. Ce remède commence d'agir le jour où l'on quitte la campagne ou les bains de mer pour rentrer chez soi. Ce n'est pas le moyen le plus prompt, mais c'est le plus sûr et le plus inoffensif. Si l'on en veut un autre dont l'action soit plus rapide, il faut le chercher parmi les substances qui provoquent la chute de l'épiderme bruni et son remplacement par un épiderme de nouvelle formation Voici une formule qui remplit ces conditions :

Lait d'amandes.	250 grammes.
Sulfate de zinc.	2 —
Sublimé.	50 centigr.
Alcool... quantité suffisante pour dissoudre le sublimé.	

Ce mélange est employé seul en lotions trois ou quatre fois par jour.

Quelques dames se figurent que c'est l'eau de la mer qui leur brunit le teint : elles sont dans une erreur profonde. Pour se convaincre du contraire, elles n'ont qu'à examiner autour d'elles sur la plage où elles se trouvent et elles verront des personnes qui ne prennent pas de bains, qui se contentent de respirer l'air marin, et qui cependant ont le teint bruni. C'est le soleil et l'atmosphère qui ternissent l'épiderme. Un moyen d'atténuer cet inconvénient, ce serait de ne pas sortir au milieu de la journée, de faire ses promenades le matin de bonne heure ou le soir à la chute du jour, de fixer l'heure du bain entre cinq et six heures du soir. C'est, d'ailleurs, l'heure la plus convenable au point de vue de l'hygiène. Enfin, pour les beautés trop susceptibles qui veulent à tout prix éviter l'influence du hâle, voici ce que je leur conseille :

    Eau distillée de rose. . . . .   100 grammes.
    Glycérine purifiée.   50   —

Badigeonner avec ce mélange toutes les parties découvertes et appliquer immédiatement une forte couche de poudre de riz : on obtient ainsi une espèce de cuirasse qui garantit l'épiderme des rayons du soleil et de l'influence de l'air atmosphérique. Il ne faut user de ce moyen qu'au moment de sortir au grand air ; dès qu'on est rentré chez soi, on doit, par un lavage à l'eau simple, se débarrasser au plus vite de cette couche de poudre de riz et de glycérine, qui empêche la transpiration cutanée, et qui, si elle existait sur une grande surface de la peau, serait capable de produire des effets nuisibles à la santé.

Je n'ai pas l'intention de remettre en honneur le *masque au mari,* de Poppée ; mais je suis persuadé que le meilleur moyen de détruire rapidement les effets du hâle serait d'appliquer sur les parties hâlées, le visage ou les mains,

le soir en se couchant, une espèce de cataplasme
composé de farine de seigle, d'huile d'amandes
douces et de 15 ou 20 grammes de teinture de
benjoin.

INFLUENCE DU FROID SUR LA PEAU

ROUGEURS DU VISAGE. — GERÇURES DES LÈVRES ET
DES MAINS. — ENGELURES

Rougeurs du visage.

Dès que l'hiver commence à se faire sentir,
il y a un certain nombre de femmes et de jeunes
filles qui ont presque constamment des rougeurs sur la figure. C'est bien l'action du froid
qui est la cause efficiente de ces rougeurs; mais
il ne faut pas perdre de vue que, comme pour
les engelures, c'est presque toujours chez des
personnes douées d'un tempérament scrofuleux ou lymphatique qu'on observe cette espèce
d'éruption. Cependant le jeune âge et le sexe
féminin semblent y prédisposer d'une façon
toute particulière. Cette affection est d'autant
plus caractérisée que le froid est plus vif. Aussi

c'est principalement au milieu de l'hiver qu'on la voit se développer avec plus de fréquence. Il est des femmes qui, sous ce rapport, sont tellement sensibles à l'action du froid, qu'il leur est impossible pendant l'hiver de quitter leur appartement sans être aussitôt affectées de ces rougeurs au visage.

Cette maladie, ou plutôt cette incommodité, se manifeste par des plaques rouges très étendues, non saillantes sur la peau, ayant leur siège principal sur toute la partie cartilagineuse du nez, sur le menton et sur les pommettes. Quelquefois les plaques de rougeur, développées sur ces trois parties du visage, se réunissent par leurs bords et forment une espèce de masque qui occupe toute la partie centrale de la figure. Souvent les mêmes rougeurs envahissent en même temps la face dorsale des mains et des poignets. Les parties affectées sont le siège d'une sensation de chaleur plus ou moins vive, quelquefois de légères démangeaisons et rarement de cuisson. La santé générale n'en est nullement altérée, et tout se termine par une légère desquamation de l'épiderme.

Traitement. — La première indication consiste à éviter l'action du froid; mais comme il n'est pas possible de passer tout un hiver sans sortir de chez soi, il faut chercher à neutraliser son influence sur la peau. Pour cela, il y a des moyens généraux et des moyens locaux. Les premiers sont indiqués lorsqu'on est en présence d'un tempérament lymphatique ou scrofuleux. Ils consistent dans la série des médicaments toniques, tels que huile de foie de morue, vin de quinquina, poudres ou pilules de fer, viandes saignantes, etc. Parmi les moyens locaux se trouvent les lotions et les onctions avec des liqueurs et des pommades stimulantes dans le but d'augmenter la vitalité du derme. C'est ici surtout qu'il faut éviter l'emploi de ces eaux de toilette à base de glycérine, qui ont pour résultat de relâcher et d'amollir les fibres cutanées. On ne doit se servir que des eaux de toilette à base d'alcool pur, coupées presque par moitié avec de l'eau ordinaire.

Tous les soirs, en se couchant, on frictionne les parties malades avec la pommade suivante :

<pre>
Onguent rosal . . . .   40 grammes.
Sous-borate de soude 10   —
</pre>

Les jours de sortie, lorsque le froid est intense, on passe une forte couche de cold-cream bien dissous sur la peau et on applique autant de poudre de riz que le cold-cream peut en retenir. Une épaisse voilette est de rigueur, autant pour atténuer les effets de l'air froid que pour cacher la poudre de riz. Rentré chez soi, on se débarrasse de ce masque inutile par des lotions avec le mélange suivant :

Tannin..	3 grammes.
Eau de rose..	250 —
Alun.	5 —
Alcool camphré..	50 —

Outre les rougeurs de la face provoquées par l'influence du froid, il en existe d'autres non moins fréquentes qui sont sous la dépendance d'un mauvais état des voies digestives. Elles se montrent ordinairement après le repas et ne disparaissent que lorsque le travail de la digestion est entièrement fini. Quelquefois ces rougeurs persistent longtemps, quoique les personnes qui en sont affectées présentent tous les caractères d'un tempérament plutôt anémique que sanguin.

Les rougeurs de la face qui apparaissent après les repas sont presque toujours accompagnées de bouffées de chaleur et quelquefois même d'une espèce d'étourdissement qui indique l'existence d'une véritable congestion du côté du cerveau, en même temps qu'il se manifeste un

certain refroidissement des extrémités infé-
rieures. Il en résulte un malaise général qui
persiste pendant toute la durée de la digestion.

Cet état congestif de la tête et du visage est
le résultat d'une dyspepsie gastrique, et il n'est
pas rare que celle-ci soit provoquée ou entretenue par la pression du corset sur le thorax.
En pareil cas, le remède est fort simple : il consiste à laisser la poitrine en liberté, ne serrant
le corset que juste ce qu'il est nécessaire pour
soutenir les vêtements.

Lorsque la dyspepsie reconnaît toute autre
cause, il faut la combattre par les moyens appro-
priés, principalement par le régime, le lait, les
amers, le vin de quinquina, la noix vomique,
la pepsine, etc. Les eaux minérales naturelles
sont d'un puissant secours lorsqu'il existe des
aigreurs d'estomac, des gaz et des renvois acides. En ce cas on fait usage des eaux alcalines
de Vichy, d'Ems, de Vals, et surtout des eaux
de Royat, qui offrent tous les avantages sans
avoir les inconvénients et les dangers de celles
de Vals et de Vichy.

L'une des principales causes des rougeurs
permanentes du visage, c'est la constipation, qui
est elle-même une cause de dyspepsie. Il est, en

effet, impossible que les fonctions digestives
s'exécutent régulièrement lorsque les résidus de
la nutrition ne sont pas journellement expulsés,
et je ne crois pas m'éloigner beaucoup de la
vérité en disant que deux femmes sur cinq sont
plus ou moins affectées de constipation avec
dyspepsie gastro-intestinale.

Cet état en quelque sorte chronique de l'intestin doit être combattu par un traitement
simple et longtemps soutenu. On peut administrer avant le repas un peu de magnésie cal-
cinée, de poudre de rhubarbe ou quelques pilules laxatives; mais on s'habitue bien vite à
ces moyens, qui n'ont plus qu'une action passa-
gère et limitée; d'un autre côté, si l'on emploie
des purgatifs énergiques, on provoque, il est
vrai, une évacuation abondante, mais on irrite
en même temps l'intestin et la constipation
reparaît bientôt plus opiniâtre qu'auparavant.

Le moyen le plus rationnel de combattre
tout à la fois la constipation et la dyspepsie ou
l'inappétence qui en résulte, consiste à s'impo-
ser un exercice modéré après les repas, à choisir
une alimentation composée en grande partie de
végétaux, de laitage, de fruits et de légumes
verts. A ce régime on ajoute pendant trois semaines ou un mois l'usage des eaux minérales

laxatives, qu'on prend le matin, à jeun, à la dose
d'un demi-verre ou d'un verre, selon leur degré
d'activité. Les plus employées sont celles de
Balaruc, de Birmenstorff, de Marienbad, et les
eaux françaises de Châtel-Guyon, remarquables
par leur efficacité contre la dyspepsie et contre
la constipation quand elles sont prises à la
source.

Gerçure.

Les gerçures sont des fentes de la couche
épidermique qui pénètrent plus ou moins dans
la partie supérieure du derme. Lorsqu'elles sont
profondes, elles prennent le nom de crevasses.
Elles ont pour siège de prédilection les plis
articulaires, les plis cutanés du dos de la main
et du poignet, les lèvres et le lobule de l'oreille.
Elles reconnaissent pour cause toute influence
extérieure qui a pour résultat de diminuer la
souplesse du derme, de dessécher et de rendre
cassant son revêtement épidermique. Il faut
placer au premier rang l'influence du froid, surtout lorsque celui-ci succède brusquement à
l'action de la chaleur. Ainsi rien ne développe
plus rapidement les gerçures des mains que de
les plonger dans l'eau chaude et de les exposer
immédiatement à l'action de l'air froid. C'est

pour cela qu'il est préférable de se laver toujours les mains à l'eau froide pendant l'hiver.

Les gerçures des mains se guérissent spontanément dès que disparaissent les causes qui les ont provoquées. Le moyen le plus efficace consiste à enduire les parties malades d'un corps gras, glycérine, cold-cream, onguent rosat, beurre de cacao, et de les recouvrir d'un gant qui les mette à l'abri du contact de l'air jusqu'à complète guérison.

La pommade suivante est une des meilleures qu'on puisse employer pour la guérison rapide des gerçures :

Moelle de bœuf.	30	grammes.
Graisse de rognon de veau .	60	—
Miel.	15	—
Huile d'olive.	25	—
Camphre.	1	—

Les gerçures des lèvres constituent, en général, une maladie fort légère. Quelquefois, cependant, la lèvre inférieure est si profondément gercée, en même temps que tuméfiée, qu'on dirait qu'elle a été fendue par un instrument tranchant : elle est le siège d'une douleur très vive. Les causes les plus fréquentes de cette affection sont l'habitation dans les lieux élevés, les vents secs et froids. Elle guérit assez ordinairement d'elle-même; quand elle persiste, on a recours avec succès à la pommade de concombre ou à l'onguent rosat. Cependant lorsque les gerçures sont nombreuses et étendues, il faut joindre à ces moyens l'emploi de lotions et de cataplasmes émollients qu'on applique sur les lèvres le soir en se couchant.

Engelures.

Tout le monde connaît les engelures. Elles sont constituées par un gonflement inflammatoire de la peau, occupant une petite surface et siégeant particulièrement aux doigts, aux orteils ou au talon. Ce sont autant de petits érysipèles occasionnés par le froid, mais surtout par la transition brusque du froid au chaud, ou réciproquement. Il ne faut jamais s'approcher d'un foyer ardent lorsqu'on a les pieds ou les mains engourdis par le froid.

Les personnes les plus exposées aux engelures sont les enfants et les femmes, principalement les personnes blondes ou à tempérament lymphatique qui ont la peau plus fine et plus délicate. Dans les maisons d'éducation où il est rarement permis de se chauffer, les engelures constituent tous les hivers une véritable épidémie. Les pieds, les mains, les oreilles, le bout du nez, sont envahis.

Les parties malades sont rouges, injectées, et le siège d'un prurit très incommode, augmenté par une élévation de température et par la chaleur du lit. Quelquefois l'engorgement étant plus profond, il existe des douleurs cuisantes; il se forme à la surface de l'engelure une ampoule remplie d'un liquide roussâtre. Enfin, dans les cas les plus graves, il se produit une ulcération plus ou moins profonde, qui peut arriver jusqu'à l'os. La petite plaie fournit constamment du pus; elle se couvre d'une légère croûte jaune que les enfants arrachent fréquemment ou qui se détache d'elle-même pour se reproduire incessament, jusqu'au moment où une température plus douce vient mettre fin à tous ces accidents. Ces sortes d'engelures laissent toujours, après leur guérison, une cicatrice indélibile sur la peau.

Le meilleur moyen de se préserver des engelures c'est de ne point se laver les mains à l'eau chaude pendant l'hiver et de fortifier les parties qui en sont ordinairement le siège par des frictions ou des lotions aromatiques. Ainsi, on pourra fréquemment se laver avec de l'eau-de-vie camphrée, de l'eau de Cologne, du lait virginal, du vin aromatique.

On peut encore employer la poudre suivante,

autant pour blanchir les mains que pour les préserver des engelures ; il suffit d'en prendre une poignée et de la délayer dans l'eau froide destinée à se laver :

Poudre de savon blanc. . . .	200 grammes.
Farine d'amandes douces. .	300 —
Borate de soude.	30 —
Alun en poudre..	30 —
Farine de moutarde.	125 —
Poudre d'iris.	100 —
Tannin..	60 —

Si, malgré toutes les précautions, on ne peut éviter la formation des engelures, il faut, dès que les démangeaisons commencent à paraître, se frictionner plusieurs fois par jour avec des tranches de citron ou avec le mélange suivant :

Extrait de saturne.	100 grammes.
Alcool camphré.	60 —
Teinture de cannelle.	18 —
Acétate d'ammoniaque . . .	10 —

Le soir, en se couchant, on recouvre les parties malades avec une compresse imbibée du même mélange.

Enfin, lorsque les engelures sont ulcérées, il faut les envelopper d'un linge fin enduit d'un onguent ainsi composé :

Huile d'olive	35 grammes.	
Styrax liquide	25	—
Colophane	50	—
Cire jaune	25	—
Résine élémi	25	—

Lorsque le sujet atteint d'engelures présente les symptômes d'un tempérament lymphatique ou scrofuleux, il est indispensable d'agir sur l'état général par l'usage de l'huile de foie de morue, du sirop antiscorbutique, du vin de quinquina, du fer, et principalement par un régime composé presque exclusivement de viandes noires rôties.

DES RIDES

Les rides sont des plis et des sillons qui se forment sur la peau lorsqu'elle est plus lâche ou plus ample que les organes qu'elle recouvre.

Indépendamment des constitutions molles et lymphatiques qui prédisposent au développement des rides, il existe encore diverses causes qui les produisent.

L'enfance et la jeunesse étant la période de croissance du corps, la peau, très souple et très élastique à cet âge, s'applique exactement sur toutes les parties qu'elle enveloppe et leur donne cette forme arrondie, lisse et polie qu'on observe chez les enfants et les jeunes personnes. Cette agréable disposition est encore augmentée par une couche de tissu graisseux qui double la peau dans une grande partie de son étendue.

Pendant la vieillesse, au contraire, époque

de décroissance, la peau se ride, parce qu'elle est trop large désormais pour le volume du corps qui diminue. Quoique les fibres du derme aient la propriété de se resserrer sur elles-mêmes, leur extension a été si considérable et si longue que l'enveloppe cutanée ne peut plus recouvrir exactement le corps sans laisser des rugosités. Ce phénomène, qui constitue la formation des rides, est encore augmenté par l'atrophie du tissu graisseux sous-cutané et par la sécheresse de la peau. On conçoit combien il est difficile de faire disparaître les rides qui se développent de cette façon. Le seul moyen, s'il était pratique, serait l'insufflation de la peau. Cette expérience réussit fort bien sur un corps mort ; mais je crois qu'il y a peu de mes lectrices qui voudraient s'y soumettre. Il en est des rides de la vieillesse comme des fruits longtemps conservés, tels que raisins, pommes, etc., qui sont tout ridés par suite de la perte d'une portion de leur humidité exhalée.

Tout ce qui amaigrit le corps en diminuant son volume rend la peau plus lâche et multiplie les rides. Celles qui se forment autour des yeux ne sont que le résultat de la diminution ou de l'atrophie des coussins de graisse qui siègent dans ces parties. Ainsi tout ce qui tend à l'amaigrissement du corps est une cause de rides ; tels sont les chagrins, les passions tristes, les peines d'esprit, les travaux excessifs et les maladies. Lorsqu'une personne qui a joui d'un certain embonpoint vient à maigrir, sa peau se plisse et forme des rides. Ce sont les personnes maigres, en général, qui en ont le plus.

Certaines habitudes de l'âme, telles que la tristesse, le rire, la colère, la haine, la méditation, impriment à la physionomie une expression particulière qui se traduit par des sillons et des rides.

La femme, ayant le tempérament plus humide, la peau plus souple, plus délicate et plus extensible que l'homme, est plus exposée que celui-ci à se rider prématurément. Cette disposition est encore augmentée par l'usage des bains chauds dont abusent beaucoup de femmes. Le bain chaud, en effet, relâche tous les tissus, et plus particulièrement la peau.

Une dernière cause des rides prématurées chez la plupart des femmes c'est l'usage des cosmétiques de mauvais aloi.

J'ai vu des jeunes filles de seize ans dont le teint frais et rose, dont la peau douce, blanche et veloutée comme la fleur du lis, auraient rendu jalouses toutes les Vénus de la mytholo-

gie, je les ai vues, dis-je, ne pouvoir résister
au désir de se plâtrer le visage. Elles ne s'aper-
cevaient pas, ces beautés naïves, que le fard
sur leur charmant visage produisait l'effet d'une
tache d'encre au milieu d'un miroir, ou d'un
nuage sombre au milieu d'un ciel bleu.

Le désir de s'embellir est si grand chez la
plupart des femmes qu'elles y sacrifient non
seulement leur santé, mais encore leur beauté
naturelle. Prenez la plus jolie femme du monde,
présentez-lui la drogue la plus absurde avec les
promesses les plus ridicules de l'embellir, vous
êtes certain d'être cru sur parole. Et je n'exa-
gère rien. J'ai sous mes yeux une riche collection
de prospectus et d'annonces. Ce sont des
eaux, des poudres, des fards, des crèmes
qui effacent les rides, qui embellissent le
teint, qui transforment la peau la plus rugueuse
en véritable velours de soie, en fleur de
pêcher, en duvet de cygne, enfin qui conservent éternellement la jeunesse. Toutes
ces absurdités, qu'il suffirait d'une minute de
réflexion pour comprendre qu'elles ne sont que
l'effet du charlatanisme, influent à tel point
sur l'imagination de certaines femmes qu'elles
ne craignent pas de dépenser des sommes
considérables pour faire usage de ces cosméti-

ques malsains pour la plupart et de nulle valeur.

Gardez-vous donc des cosmétiques si merveilleux quand vous ne connaissez pas les principales substances qui entrent dans leur fabrication. Si vous n'êtes que trompées, ce ne sera que demi mal; mais le plus souvent, pour ne pas dire toujours, vous porterez atteinte à cette beauté dont vous cherchez tant à rehausser l'éclat.

En effet, tout ce qu'on vend pour effacer les rides, eaux, crèmes ou fards, ne sont que des substances grasses ou émollientes. La glycérine et le saindoux forment la base de tous ces produits. Or, il est parfaitement démontré que les cosmétiques gras et onctueux relâchent et amollissent le tissu cutané. Donc, au lieu d'effacer ou de prévenir les rides, ils ne font qu'en provoquer le développement. Je ne parle pas de certains fards dans lesquels on introduit du carbonate de plomb ou des sels de mercure. Ces produits, outre l'empoisonnement général qui peut en être la conséquence, attaquent directement la peau, la dessèchent, la rendent rugueuse, et produisent au bout de quelques mois ou de quelques années des rides épouvantables. J'ai conservé parmi mes correspondances les lettres de plusieurs jeunes filles qui, à l'âge de vingt à vingt-deux ans, me déclarent être horriblement défigurées par suite de l'usage des fards.

Je voudrais pouvoir communiquer ces lettres à chacune de mes lectrices. Je suis certain qu'elles en retireraient un bon profit.

Traitement. — Après avoir développé les principales causes qui produisent les rides, il me sera facile d'en déduire le traitement. L'hygiène sera mon seul guide.

Lorsque les rides sont le résultat de la vieillesse, il est évident qu'on ne peut promettre de les guérir. Il faut se contenter de les atténuer autant que possible. Pour lors, je conseille volontiers le mélange suivant, qui tonifie la peau et excite la contractilité de ses fibres :

        Tannin................   10 grammes.
        Alun.................   10   —
        Glycérolé d'amidon......   60   —

On prend de ce mélange gros comme une noisette tous les soirs avant de se coucher, on l'étend avec la pulpe du doigt sur les parties affectées de rides. Le lendemain matin, on fait sa toilette et on frictionne la peau avec la solution suivante :

        Eau.................   500 grammes.
        Borate de soude.......   15   —

                Alcool de vin. . . . . 100 grammes.
                Essence de bergamote. . . .   10   —

Lorsque les rides succèdent à une diminution de l'embonpoint, c'est-à-dire à un amaigrissement provoqué soit par une maladie, soit
par une autre cause quelconque, outre les
moyens précédents, qui seront toujours utiles,
il faut se hâter de rétablir l'embonpoint par un
régime approprié. S'il existe une maladie, on
doit commencer par la combattre. Les ennuis,
les chagrins, la tristesse, seront dissipés par les
distractions, les voyages, les exercices corporels et les travaux modérés qui, sans trop fatiguer l'esprit ni les membres, provoquent une
heureuse diversion.

Enfin, pour prévenir les rides, il faut éviter
l'emploi des fards et des pommades onctueuses,
ne jamais se servir d'eau chaude pour sa toilette et ne prendre que des bains tièdes ou
froids.

OBÉSITÉ

Lorsque l'excès de graisse accumulée dans les tissus de l'économie arrive à un point tel que certaines fonctions en éprouvent une véritable gêne, il y a maladie et celle-ci prend le nom d'*obésité*.

Chez l'homme adulte, à l'état de santé, d'une bonne constitution et d'une corpulence ordinaire, le poids de la graisse est au poids total du corps comme 1 est à 20; chez la femme, dans les mêmes conditions, le poids de la graisse est au poids du corps comme 1 est à 16. La femme est donc généralement un peu plus grasse que l'homme. Au delà de ces proportions, et dès qu'une quantité un peu considérable de graisse commence à se déposer dans les tissus, il y a obésité; mais entre cette obésité qui commence et celle où le corps, enseveli sous la graisse, pèse six ou huit cents livres, il existe un grand nombre de degrés par lesquels une personne obèse peut passer successivement.

Quelquefois la graisse ne s'accumule que dans quelques parties du corps, principalement dans les parois du ventre et dans l'épiploon. Dans ce cas les fonctions physiologiques s'exécutent sans difficulté, il n'y a qu'une gêne plus ou moins grande dans la flexion du corps en avant. Mais lorsque l'obésité est générale, que l'excès de graisse a envahi toutes les parties du corps, les mouvements sont roides, difficiles, embarrassés ; la démarche est pénible et prend un caractère tout particulier ; le moindre exercice provoque une sueur abondante et d'une odeur oléagineuse ; la respiration est courte, pénible, accompagnée de palpitations de cœur. Quelques obèses mangent peu ; mais le plus grand nombre sont voraces, et, après le repas, ils ont une tendance presque irrésistible au sommeil. La plupart meurent de maladie de cœur, de congestion cérébrale ou pulmonaire.

Les causes de l'obésité sont nombreuses. La première est l'hérédité, c'est-à-dire une prédisposition naturelle qui existe dans les familles et qui se transmet de père en fils. Une autre cause bien plus évidente est l'âge. C'est vers

quarante à quarante-cinq ans, et plus particulièrement pour le sexe féminin, que l'embonpoint
commence à prendre des proportions exagérées.
Ce qui favorise encore cette disposition naturelle à la femme, c'est l'oisiveté, la vie séden-
taire, le manque d'exercice auquel la femme
du monde se condamne volontairement pendant la plus grande partie de sa vie. On peut
ajouter encore la nourriture succulente, ce qui
explique pourquoi cette affection est si commune dans la classe riche. Les officiers de ca-
valerie, et même les simples soldats de cette
arme, sont plus sujets à l'obésité que les fantas-
sins; il en est de même des prisonniers à cause
du manque d'exercice.

Traitement. — Le charlatanisme, toujours aux
aguets, prône telle ou telle liqueur infaillible
contre l'obésité; mieux vaudrait employer l'eau
claire. Il n'existe aucun remède spécial capable
de faire maigrir. Quelques médecins conseil-
lent l'iode et l'iodure de potassium, mais ces
deux agents ne peuvent déterminer l'amaigrissement qu'en provoquant une maladie chronique, l'*iodisme*, affection plus dangereuse que l'o-
bésité. Il en est de même du tanin dont l'action
n'est pas moins dangereuse sur la muqueuse
de l'estomac et du tube digestif. L'extrait du

fucus vésiculeux recommandé par les Anglais n'agit que par la présence de l'iode : à petite dose son action est nulle, à haute dose il provoque l'iodisme.

Pour se débarrasser sans danger de cette affection incommode, il faut avoir recours à l'hygiène et au régime diététique. L'expérience a démontré que ces moyens sont réellement efficaces, pourvu qu'on les emploie avec persévérance.

Toute cure d'obésité repose sur trois principes absolus; exercice fréquent, modération dans le sommeil, discrétion dans le manger.

Malheureusement il est très difficile de commander l'exercice à quelqu'un qui ne demande qu'à se reposer et à dormir; il faut aussi beaucoup de caractère pour se priver de manger quand on a faim; c'est pourquoi il y a tant de personnes obèses qui demandent un remède pour les faire maigrir, et il y en a si peu qui aient le courage de mettre à exécution les conseils qu'on leur donne.

Voici en quelques mots le traitement que je conseillerais à toute personne atteinte d'obésité, à moins de contre-indication tirée de son tempérament ou de toute autre circonstance particulière.

1° Vie très active au physique et au moral, c'est-à-dire exercices de toute sorte, marche, gymnastique, travaux manuels, occupations sérieuses et attachantes ;

2° Alimentation peu abondante et composée exclusivement de viandes blanches et de légumes herbacés. Se lever de table toujours avec faim ; ne jamais manger d'aliments féculents tels que pommes de terre, haricots secs, pois, lentilles. etc.; privation absolue de bière, de cidre, d'alcool et de toute espèce de boisson sucrée : pas d'eau et peu de vin ;

3° Prendre tous les deux ou trois jours une légère purgation de manière à entretenir la liberté du ventre sans fatiguer les voies digestives;

4° Se coucher tous les jours tard et se lever de bonne heure le matin pour faire une longue promenade à pied.

Le docteur Trousseau prescrit aux obèses deux grammes de bicarbonate de soude par repas ou cinquante grammes d'eau de chaux. Cette médication doit être continuée pendant deux mois, puis reprise un mois par trimestre pendant deux ou trois ans. C'est trop long. On peut se débarrasser de sa graisse en moins de temps, mais il faut de l'énergie et bien peu d'obèses en sont capables.

Je puis citer l'exemple d'une dame âgée de
28 ans, jolie et belle femme, mère de famille, et
qui avait acquis dans l'espace de deux ou trois
ans une telle obésité qu'elle en était devenue
difforme. Son état lui donnait des inquiétudes
sérieuses non pas tant pour la beauté que pour
les conséquences fâcheuses qui pouvaient en
résulter. Au mois de juillet, elle partit pour la
campagne avec l'intention bien arrêtée de faire
le plus d'exercice possible pour tâcher de se
faire maigrir. Tous les matins elle se levait à
cinq heures et se rendait sur une route. Le
premier jour elle eut toutes les peines du monde
à parcourir deux ou trois cents mètres ; le second jour elle augmenta de quelques centaines
de mètres et ainsi de suite les jours suivants,
de sorte qu'au bout d'un mois elle parcourait
six kilomètres le matin et six kilomètres le
soir. Sa nourriture se composait uniquement
d'un peu de viande avec un croûton de pain
grillé. Elle ne buvait jamais d'eau, ni de bière,
ni d'autre boisson que deux verres à bordeaux
de vin par repas. Après les vacances, lorsque
cette dame est rentrée à Paris, elle était absolument transformée, méconnaissable. Elle était
devenue svelte, agile, et gaie comme une jeune
fille de quinze ans,

M. Bouchardat a proposé pour les diabé-
tiques un régime qui peut s'appliquer en tout
point aux personnes atteintes d'obésité; le
voici :

A déjeuner cent vingt à cent trente grammes
de bœuf, de mouton, de rognon ou de poisson
grillé, de lard ou de viande froide de toute sorte,
à l'exception du porc frais ; une grande tasse
de thé sans sucre ni lait, un petit biscuit ou trente
grammes de pain rôti. — A dîner, cent cinquante
grammes environ de poisson grillé, légumes
verts de toute espèce ; ni sucrerie, ni pâtisserie ;
pain grillé, volaille, gibier, deux ou trois verres
de vin de Bordeaux ; fruits cuits, thé ou café
sans sucre.

Si l'on ajoutait à un pareil régime l'usage de
l'hydrothérapie, nous sommes persuadé qu'on
triompherait facilement de l'obésité.

Enfin, les personnes auxquelles la position
de fortune permet l'usage d'un traitement ther-
mal, trouveront un remède assuré dans les
eaux purgatives de Châtel-Guyon, d'une efficacité incontestable contre l'obésité abdominale
principalement.

Quels que soient d'ailleurs les moyens employés, il faut toujours entretenir avec soin la
liberté du ventre.

MAIGREUR.

S'il est des personnes trop grasses qui demandent à maigrir, il en est beaucoup d'autres qui, trop maigres, demandent à engraisser. Cependant la maigreur n'est pas un indice de mauvaise santé. On voit généralement les personnes maigres supporter toute espèce de fatigue avec plus de facilité et de constance que les individus chargés d'embonpoint. Cependant il faut que cette maigreur soit en quelque sort inhérente à la constitution primitive, et par conséquent indépendante de toute espèce d'affection; car si elle dépendait d'une maladie quelconque, il n'y aurait qu'à soigner la maladie elle-même pour guérir la maigreur.

Les causes qui préparent ou décident la maigreur sont extrêmement nombreuses. On peut y être disposé par un tempérament sec et ardent,

par une grande sensibilité, par une susceptibilité extrême à recevoir toutes sortes d'impressions, par l'habitation dans un climat chaud ou
dans des lieux bas et humides, mal aérés, par
l'accroissement trop rapide de toutes les parties
du corps comme chez les enfants qui grandis-
sent trop vite, par un vice de constitution ou
un défaut de tempérament, par l'influence per-
nicieuse de certaines professions ou d'un genre
de vie trop agité.

Il existe encore une foule d'autres causes, tant
physiques que morales, beaucoup plus actives
que celles que nous venons de désigner; tels
sont les travaux d'esprit trop violents ou trop
prolongés, les exercices forcés, tels que la danse,
l'équitation, la chasse; les veilles prolongées, qui
doivent être mises en première ligne; une nourriture insuffisante ou mal appropriée, une lactation excessive pendant laquelle les nourrices ne
réparent pas suffisamment leurs forces; les pertes de sang et autres, les excès de tout genre.
Viennent ensuite les causes morales, telles que
la tristesse, l'ennui, les chagrins prolongés, la
jalousie, le feu des passions violentes, et tant
d'autres que nous passons sous silence.

On conçoit que l'action lente et continuelle
de toutes ces causes suffise pour introduire dans

les fonctions un désordre ou une altération qui mine sourdement l'économie, consume lentement ses forces, et finit par amener un amaigrissement plus ou moins considérable.

Quelle que soit la cause de l'amaigrissement, les symptômes généraux sont à peu près toujours les mêmes : malaise général, mouvement fébrile plus ou moins accentué, quelque fois inaperçu qui se manifeste ordinairement le soir et après le repas. Pendant ces petits accès de fièvre, la paume des mains et la plante des pieds deviennent le siège d'une chaleur intense, accompagnée de sueurs plus ou moins abondantes, qui ont un effet très débilitant. La respiration est un peu plus courte qu'à l'état de santé ordinaire et entrecoupée par une petite toux sèche. En même temps l'appétit diminue, les forces s'affaiblissent progressivement et l'exercice musculaire devient plus pénible. Parfois il survient des troubles du côté des voies digestives, et toujours, chez les femmes, une extrême susceptibilité nerveuse s'empare de tout l'organisme. Les facultés intellectuelles elles-mêmes s'exercent avec moins d'activité. Cet état peut durer pendant plusieurs années sans que les personnes qui en sont affectées se croient réellement malades ; mais si les symptômes s'aggravent et qu'on

ne se hâte d'y porter remède, ils peuvent devenir le point de départ de maladies fort dangereuses dont la principale est la phtisie pulmonaire.

Tels sont en général les phénomènes qui
accompagnent l'amaigrissement résultant d'un
trouble particulier ou général de l'organisme
sans altération de tissu, sans maladie apparente.
Nous allons voir maintenant les cas qu'on rencontre le plus fréquemment.

1° *Amaigrissement par accroissement rapide.*
— On voit tous les jours des jeunes gens, des
jeunes filles, dont le corps grandit avec une rapidité incroyable, au point que la nature opère en
quelques semaines ou en quelques mois ce qui
devrait être le fruit d'une ou de plusieurs années ;
d'où il résulte que les organes n'ayant pas le
temps de se développer, pour ainsi dire, dans leur
épaisseur, et de se consolider dans leur structure
intime, éprouvent dans leurs fonctions une lan-
gueur et une perturbation qui peuvent, au bout
de quelque temps, déterminer un état de consomption funeste. Cette élongation du corps se
fait tantôt aux dépens de la rectitude du tronc
et des membres, qui peuvent être attaqués de
vice de conformation, de déviations plus ou moins
prononcées, tantôt aux dépens des facultés

intellectuelles qui languissent dans une sorte d'apathie ou d'idiotisme.

Les signes de cette maigreur si fréquente dans le jeune âge ne sont pas difficiles à reconnaître. Lorsqu'on voit le corps d'un enfant prendre tout à coup un développement considérable en hauteur, et qu'en même temps il survient une faiblesse générale, une maigreur progressive accompagnée d'un mouvement fébrile plus ou moins marqué, il y a là un commencement de consomption dû à un accroissement trop rapide et dont il faut se hâter de prévenir les funestes effets.

Le remède doit consister surtout dans l'application des règles d'une bonne hygiène. Au premier rang nous mettons le régime alimentaire qui sera composé principalement de viandes noires (mouton ou bœuf) rôties ou saignantes, de bon vin de Bordeaux, de vin de quinquina et de tous les toniques en général. Au régime on ajoute un exercice modéré et proportionné aux forces physiques, la promenade à pied ou à cheval, la gymnastique, l'escrime, etc. Le séjour à la campagne est une excellente condition hygiénique. Les travaux d'esprit devront être modérés, sinon entièrement abandonnés.

2° *Amaigrissement sénile.* — Ce genre de mai-

greur est tout le contraire de celui qu'on observe
chez les enfants. Ces derniers maigrissent à cause
de l'accroissement excessif de toutes les parties
du corps, tandis que les vieillards dépérissent par
suite de l'usure de tous les organes, usure qui
résulte de l'accumulation naturelle des années.
Cette espèce de consomption est le partage
de tous ceux qui arrivent à un âge avancé, parce
que, à mesure que l'homme approche de sa fin
il maigrit, se dessèche et se consume sans pouvoir réparer les pertes qu'il fait continuellement.
Dans cet état, il y a cependant une progression
plus ou moins lente, rarement accompagnée de
fièvre. On remarque d'abord une dégradation
successive des organes et de leurs fonctions ; la
circulation est faible et languissante ; l'appareil
digestif ne fonctionne plus qu'avec une grande
lenteur, les sens s'émoussent, les facultés intellectuelles s'altèrent peu à peu ; la peau, flasque
et ridée, a perdu son élasticité ; elle est sèche,
aride et terreuse. En un mot tout l'organisme
est frappé d'une atonie qui le conduit lentement
à une destruction inévitable.

Le traitement à opposer à un pareil amaigrissement ne peut pas être d'une grande efficacité. Il
faut chercher à ralentir la déperdition des forces
et l'usure des organes. Pour cela il faut une nour-

riture succulente, l'usage des bons vins, la vie à la campagne, l'exposition continuelle à une chaleur tempérée, l'emploi des bains et des frictions. Il faut éviter les plus petits excès en tout genre et tout ce qui peut diminuer les forces.

3° *Amaigrissement par inanition* — Cette espèce d'amaigrissement s'observe toutes les fois qu'il y a insuffisance de nourriture, forcée ou volontaire. Ainsi, les petits enfants qu'on élève au sein ne tardent pas à tomber dans un état de consomption lorsque la nourrice, pour une cause ou pour une autre, ne leur fournit pas une quantité suffisante de lait. C'est le cas d'insuffisance forcée de nourriture; il y a insuffisance volontaire lorsque la personne se prive volontairement des aliments qui lui seraient nécessaires. Le remède à cet amaigrissement est facile à trouver; il n'y a qu'à vouloir l'appliquer.

4° *Amaigrissement par lactation* — Il y a des mères qui ont le désir, bien louable sous tous les rapports, de nourrir elles-mêmes leurs enfants. A moins d'une maladie constitutionnelle ou d'un tempérament tout à fait délabré, je conseille toujours aux jeunes mères de commencer l'allaitement.

Souvent les femmes les plus délicates en apparence font d'excellentes nourrices et élèvent

admirablement bien leurs enfants. On ne court
aucun risque de laisser commencer l'allaitement;
mais il faut surveiller avec soin la nourrice et
l'enfant, et, s'il survient de l'amaigrissement
chez l'un ou l'autre, se hâter d'y porter remède.
La nourrice peut maigrir de deux façons différentes, soit qu'elle ne répare pas suffisamment les pertes que lui fait subir le nourrisson,
soit qu'elle ne résiste pas aux fatigues de l'allaitement. Son état se traduit par une diminution
générale des forces, le manque d'appétit, la
pâleur du visage, des douleurs dans le dos et
dans les épaules, des sueurs nocturnes, une
petite toux sèche ou humide, de la difficulté
pour respirer et un amaigrissement progressif
sans cause apparente de maladie. Si, malgré
ces symptômes, la lactation était prolongée, elle
aboutirait sans nul doute à une phtisie pulmonaire. Il faut donc, sans retard, éloigner
l'enfant et cesser l'allaitement.

On rétablit ensuite les forces et l'embonpoint
de la malade en lui administrant des toniques
sous toutes les formes; viandes noires saignantes, vin de quinquina, poudre de fer, huile de
foie de morue. A ce traitement, on ajoute l'exercice au grand air si la saison le permet, et les
distractions agréables de toutes sortes.

5° *Amaigrissement pour causes morales*. — Les affections tristes de l'âme, les chagrins prolongés, l'envie et la jalousie portées à l'excès, la nostalgie, le spleen, donnent lieu à l'amaigrissement aussi souvent que les passions violentes et exaltées. Toutes ces causes minent sourdement l'économie et finissent par apporter le trouble et le désordre dans l'organisme.

La jalousie est une cause plus fréquente qu'on ne croit. Sans entrer dans des détails à ce sujet, je vais rappeler l'histoire d'une petite fille de trois ans, histoire que l'on voit se renouveler souvent dans quelques familles. Cette enfant bien constituée, qui n'avait jamais été malade, devint tout à coup triste et taciturne; elle fuyait toute espèce de jeu et de distration; ses forces et son embonpoint diminuaient visiblement de jour en jour. Sa face était pâle et prodigieusement amaigrie, les yeux presque sans expression, le pouls faible et petit, concentré et irrégulier; elle répondait à peine aux questions qu'on lui adressait, ne se plaignait d'aucune douleur locale et se prêtait difficilement aux moindres mouvements. L'enfant concentrait son mal avec tant de soin que les parents n'en soupçonnaient nullement la cause. Le médecin, après avoir interrogé et examiné la petite fille, reconnut bientôt que sa maladie était le résultat d'une profonde affection morale causée par le déplaisir extrême qu'elle avait de voir son frère partager avec elle les caresses dont elle avait été jusqu'alors exclusivement l'objet. Le traitement fut qu'on éloignât promptement la cause de sa jalousie, en redoublant pour elle de soins et de prévenances.

Le remède fut souverain : en quelques jours la petite fille reprit ses jeux, son sourire et son embonpoint.

HYGIÈNE DES PIEDS

CHAUSSURES. — L'histoire de la chaussure n'est pas moins intéressante que celle du costume. Les premiers hommes allaient pieds nus, et leur première chaussure consista sans doute en une simple semelle d'écorce d'arbre ou de peau de bête sauvage, attachée par-dessus le pied avec des lianes ou des courroies. Ce moyen de protection contre les rigueurs de l'atmosphère, la piqûre des insectes et le contact des corps extérieurs, dut bientôt paraître insuffisant. On y ajouta une espèce d'enveloppe en peau couvrant le pied et le bas de la jambe.

Plus tard, quand de l'état sauvage l'homme fut passé à l'état de civilisation, la chaussure, suivant le progrès des vêtements, consista en une sorte de sandale fixée par des bandelettes autour de la jambe jusqu'au genou. Le luxe même ne tarda pas d'envahir cette partie du vêtement et de le transformer en élégants brodequins, en riches cothurnes comme ceux que nous voyons orner les statues des héros de la Grèce et de Rome.

Les chaussures des anciens peuvent se diviser en deux espèces bien distinctes : celles qui couvraient entièrement le pied et une partie de la jambe, et qui s'appelaient *calceus et mulleus;* celles qui se composaient seulement d'une ou de plusieurs semelles, liées avec des bandelettes sur le pied nu, et qu'on désignait sous les noms de *solea, bonea, sandalium,* etc.

Dans les premiers temps de la république romaine, époque de simplicité, toutes les chaussures étaient faites en peau de bête non tannée. La chaussure de grande cérémonie, le *mulleus,* était seule fabriquée avec de la peau ayant subi une espèce de préparation à base d'alun, ce qui permettait de la teindre en rouge. Cette chaussure, qui montait jusqu'au milieu de la jambe, était exclusivement réservée aux édiles et aux magistrats, qui ne s'en servaient que pour les grandes solennités ,dans les triomphes et dans les jeux publics.

On fit un crime à César de porter le *mulleus,* parce que c'était la chaussure des rois d'Albe et qu'elle révélait ainsi des prétentions à la royauté. C'est probablement du nom de cette chaussure que dérive celui de nos mules modernes. A l'époque où le luxe envahit l'empire romain, le *mulleus* se perfectionna et devint la plus belle comme la plus précieuse chaussure. On le teignit de toutes couleurs, on le couvrit d'or et de pierreries. Héliogabale l'orna de pierres précieuses artistement gravées. Les femmes surtout poussèrent cette mode jusqu'à l'excès, au point que l'autorité dut intervenir pour en permettre l'usage aux seules dames de qualité. Les sénateurs, comme marque distinctive de leur dignité, ajoutèrent au-dessus du talon une boucle en or en forme de croissant, appelée lune ou lunule.

Le peuple avait une chaussure plus commune qui consistait en une pièce de peau de bœuf placée sous le pied en forme de semelle, et repliée sur les bords ainsi qu'au devant des orteils. Elle était maintenue par des courroies qui passaient par des trous spéciaux et venaient s'attacher autour du cou-de-pied.

Les prêtres avaient une chaussure légère, en cuir blanc, qu'ils ne portaient qu'au moment des sacrifices.

La sandale était une simple semelle de cuir

ou de bois attachée autour de la jambe avec
des cordons ou des bandes de cuir. C'était la
chaussure des philosophes. Diogène le cyni-
que en avait qui étaient fabriquées avec des
feuilles de palmier.

Homère nous fait connaître la cnémide qui
existait déjà à l'époque de la guerre de Troie.
C'était des bottes métalliques, en étain, en
cuivre ou en fer, qu'on portait par-dessus la
chaussure ordinaire.

Enfin, il existait encore le cothurne à l'usage
des deux sexes, et fait de manière à pouvoir servir
à l'un et l'autre pied alternativement. C'était la
chaussure des anciens héros; c'est pour cela
que Sophocle l'introduisit dans la tragédie,
autant pour donner aux acteurs le costume des
personnages qu'ils représentaient que pour leur
faire paraître la taille plus avantageuse, à cause
de l'épaisseur considérable des semelles du cothurne.

Celui-ci était de couleur rouge, muni d'une
courroie ou bandelette qui, attachée à la semelle, passait entre les deux premiers orteils,
et se divisait ensuite en deux bandes qui venaient se fixer autour du cou-de-pied.

Nous trouvons encore des chaussures parti-
culières adoptées par quelques philosophes

qui voulaient se singulariser; c'est ainsi que Pythagore n'admettait que les chaussures faites d'écorce d'arbre; qu'Empédocle, au contraire, ne portait que des sandales d'airain; que le poète Philétas, tellement maigre et tellement faible, se faisait faire des chaussures garnies de plomb, afin de n'être pas renversé par le vent.

Pendant le moyen âge, la chaussure subit de nombreuses variations qui portèrent sur l'ornementation plutôt que sur la forme.

Les premiers Français avaient des chaussures dorées par dehors et ornées de courroies et de lanières longues de trois coudées. « Bernard, fils de Pépin, dit un auteur du temps, portait des souliers en cuir rouge avec une semelle de bois. Ils étaient si justes, si bien faits à chaque pied, que le soulier gauche ne pouvait servir au pied droit ni le droit au pied gauche, finissant en pointe du côté du gros orteil ». La chaussure la plus généralement adoptée en France était le soulier à quartier relevé sur les talons et entièrement découvert sur le dessus du pied.

Vers le commencement du XVIe siècle apparurent les fameux souliers à la poulaine, dont l'extrémité s'allongeait en pointe d'une longeur démesurée. On a longtemps attribué l'invention de cette bizarre chaussure à un cordonnier nommé Poulain ; mais à l'époque où parut cette singulière mode, il était difficile à un cordonnier d'inventer une forme nouvelle quelconque, puisqu'une des conditions de l'exercice de sa profession était de s'interdire toute espèce d'innovation dans le métier. C'est peut-être avec plus de raison qu'on en a fait remonter l'origine à Geoffroy Plantagenet, comte d'Anjou. C'était le gentilhomme le mieux fait et le mieux tourné de son siècle ; mais, hélas ! comme il n'y a rien de parfait en ce monde, les pieds du noble comte étaient si mal conformés, qu'ils ne répondaient pas à l'harmonieux ensemble du corps ; l'un deux était terminé par une excroissance de chair qui ne permettait pas l'usage de la chaussure ordinaire. C'est alors qu'il se fit confectionner des souliers spéciaux, de forme gracieuse, mais bizarre, qui furent bientôt adoptés par tout le monde.

Le nom de poulaine, qui leur fut donné, vient de la similitude que présentait leur pointe relevée avec la poulaine d'un navire. Quoi qu'il en soit, cette chaussure fit fureur en Angleterre, en France et jusqu'en Allemagne. Comme la qualité des gens était représentée par la longueur de leur poulaine, chacun cherchait à les allonger de plus en plus, si bien qu'on en arriva au point de ne plus pouvoir marcher sans attacher au genou avec une chaîne d'or ou d'argent la pointe relevée de la poulaine. Elle était ornée de broderies, de dentelles, de passementeries, et surchargée de griffes, de cornes ou de figures plus ou moins grotesques. Les princes et les grands seigneurs avaient droit à une poulaine de deux pieds de longueur, les nobles et les riches à un pied, et la bourgeoisie à un demi-pied seulement. Mais chacun cherchait sans cesse à allonger la pointe de ses souliers au delà du règlement. Charles V défendit cette chaussure, et frappa d'une amende quiconque continuerait d'en porter.

Alors parut une mode tout opposée à la précédente, c'est-à-dire des souliers à extrémité large et arrondie, de façon à permettre au pied de s'étaler tout à son aise. Un peu plus tard, arriva le fameux patin, presque aussi célèbre que la poulaine. C'était des souliers établis sur une semelle en bois à large base et creusée en forme d'arche. Le luxe et la hauteur de ces chaussures attirèrent les foudres de la chaire; mais la mode n'en persista pas moins sous le règne de Henri II et de ses successeurs. On portait également à cette époque des souliers à bouffettes ornés de rubans, de perles et de grains d'or. Les femmes adoptèrent l'usage des mules, chaussures mignonnes, élégantes, parfumées, et qui avaient l'avantage de laisser voir la petitesse du pied.

Louis XIII et Louis XIV répandirent l'usage des bottes surchargées d'ornements, concurremment avec des souliers à bout carré hauts de talon, et couronnés de larges rosettes de soie, de velours, de dentelles, au milieu desquelles brillait un diamant ou un bouton métallique. Sous Louis XVI, les nœuds de rubans furent remplacés par des boucles en or, en argent ou en vermeil. Les nobles se distinguaient du tiers état par des talons rouges et très hauts. Pendant la révolution et sous l'empire, les femmes adoptèrent de petits souliers en maroquin ou en peau de chèvre, retenus par deux rubans qui se croisaient sur le dessus du pied.

Aujourd'hui, les souliers et les bottines sont les seules chaussures généralement adoptées par les femmes; mais la forme qu'on leur donne est des plus défectueuses au point de vue de l'hygiène.

J'ai rapidement écrit l'histoire de la chaussure; non point dans l'intention d'inspirer à mes lectrices le goût des modes d'autrefois, des souliers à la poulaine, par exemple; mais pour leur montrer que si la chaussure a été de tout temps un objet de luxe et de coquetterie, elle n'a jamais enfreint les règles d'une bonne hygiène.

Primitivement destinée à protéger les pieds et à les couvrir, cette partie du vêtement sort peu à peu de l'enfance de l'art, se transforme selon les besoins, selon les goûts et les époques, tantôt agrémentée de broderies ou de rubans, tantôt richement décorée d'or, d'argent et de pierres fines. Mais dans son état de plus grande simplicité, comme avec le luxe le plus opulent, la chaussure est telle par sa forme que le pied y est toujours à son aise et que la marche n'est jamais entravée. Aussi je ne crois pas que les anciens eussent des cors aux pieds. Il y avait alors une profession de moins; la profession de pédicure n'existait pas à cette époque.

Est-ce à dire que les cordonniers d'autrefois fussent plus savants que ceux d'aujourd'hui? Ils l'étaient moins. Mais avec leur ignorance, ils avaient le bon sens, le sens commun, et ils savaient qu'ils avaient à faire des souliers pour marcher, tandis que maintenant nos artistes en saint Crépin fabriquent des chaussures à demi-chinoises avec des talons tels, que je défie la femme la plus courageuse du monde de marcher pendant une demi-heure sans tomber dans une attaque de nerfs.

Le plus grand reproche qu'on puisse adresser aux femmes, au point de vue de l'hygiène, c'est le manque d'exercice. C'est là qu'on trouve pour quelques-unes la cause de diverses maladies, pour d'autres, la source d'un excès d'embonpoint qu'elles cherchent vainement à combattre par des remèdes inutiles ou dangereux. Et comme par sa position sociale aussi bien que par la nature de ses travaux, la femme ne peut développer ses forces musculaires, il ne lui reste guère que la marche pour unique exercice au grand air. Or la chaussure actuellement en vogue, avec de hauts talons placés presque au milieu du pied, rend la marche pénible, dangereuse, et je dirai même impossible.

La plante du pied représente une espèce de voûte triangulaire destinée à supporter le poids du corps, et appuyée sur le sol par trois points qui lui servent de base. Ces points sont : l'un au talon, l'autre à l'origine du gros orteil, et le troisième au niveau de la racine du petit orteil. Pour que le corps, debout, soit en équilibre, il faut que le centre de gravité tombe à peu près au milieu de ces trois points également appuyés sur le sol. Si l'on porte des chaussures avec un talon très élevé, le centre de gravité se trouve déplacé, porté en avant, et la base de sustentation diminuée en proportion de la hauteur du talon. Pour maintenir l'équilibre, tout le corps se penche naturellement en avant, et comme on ne peut marcher dans cette position inclinée, on cherche instinctivement à redresser la tête, le tronc et les membres inférieurs par un effort continu des muscles de la région postérieure du cou, du dos et des jambes. Ce déploiement considérable de force qui se renouvelle à chaque pas ne peut être de longue durée : aussi après quelques minutes de marche, il se manifeste une fatigue intolérable dans le dos, dans les jambes et derrière le cou.

Un effet non moins ridicule que pénible des chaussures à haut talon, c'est la position, je dirai presque la grimace qu'affectent en marchant les femmes ainsi chaussées. L'articulation du cou-de-pied étant dans l'extension forcée et continue, grâce au mouvement des deux pieds, les membres inférieurs ne fléchissent point au genou et demeurent raides comme des tiges d'acier : de plus, ils se portent en arrière pour réagir contre la tendance imprimée au corps de tomber en avant, de sorte qu'il en résulte une énorme saillie de la partie la moins noble de l'individu, et cette saillie est d'autant plus remarquable qu'à partir de ce niveau le tronc se voûte en avant pour reporter ensuite la tête en arrière. C'est à se demander, en voyant ainsi marcher une femme, s'il ne serait pas urgent de l'envoyer chez un orthopédiste pour la redresser. Son corps, vu de profil, est en forme de zigzag. Et l'on ose appeler cela de la coquetterie.

Le haut talon, dans la forme actuelle de la chaussure des femmes, n'a pas seulement pour résultat de rendre la marche pénible par la contraction permanente des muscles de la partie postérieure du tronc et des jambes, il la rend encore très difficile et très dangereuse.

Partant de cette idée fausse que toutes les femmes doivent avoir un petit pied, le cordonnier s'est ingénié à trouver le moyen de le faire paraître petit, quand même. Pour cela, après avoir construit un talon très élevé, au lieu de le placer perpendiculairement à la chaussure comme chez l'homme, il l'incline fortement en avant, de telle sorte que l'extrémité libre correspond presque à la moitié du pied.

Aussi, lorsqu'une femme chaussée à la mode se tient debout, que sa robe couvre la plus grande partie du pied, de manière à ne laisser voir que l'extrémité du talon et le bout de ses chaussures, on dirait qu'elle a un pied extrêmement court ; mais, en réalité, on n'en voit guère que la moitié.

Cette apparence de pied est supportable chez les petites femmes sveltes et mignonnes, mais elle est souverainement ridicule chez les grandes femmes, solidement bâties, qui ont des membres fortement développés, des mains à l'avenant, et qui ont la prétention de nous montrer des pieds de Chinoise.

Les femmes oublient trop souvent que la première de toutes les conditions de la beauté, c'est la proportion, l'harmonieux ensemble de toutes les parties du corps. Les peintres et les sculpteurs qui ont représenté les plus jolies femmes du monde, même les déesses, n'ont jamais songé à leur donner des pieds aussi petits qu'à des enfants.

Ce système de talons fortement obliques a l'inconvénient de déplacer le point d'appui postérieur et de le porter sous la voûte du pied, ce qui rend la marche à la fois pénible et difficile ; elle est en même temps peu sûre, parce que la base de sustentation est trop étroite.

Si à cela on ajoute l'exiguïté de l'extrémité

du talon, qui est presque pointu, on comprendra facilement que le moindre faux pas peut entraîner une entorse ou une fracture des os de la jambe.

Enfin, en raison même de la hauteur du talon, le pied tend toujours à glisser dans la chaussure et à se porter vers la pointe. De là le développement des cors, des durillons et autres accidents du côté des orteils; les ongles eux-mêmes, se trouvant fortement comprimés, éprouvent des déviations difformes, pénètrent dans les chairs, deviennent douloureux et nuisent à la marche.

Pour toutes ces raisons, je blâme énergiquement les chaussures à haut talon, et je désire, à ce sujet, que le bon sens l'emporte bientôt sur la mode.

COMPRESSION DES PIEDS PAR LA CHAUSSURE

Jusqu'à présent, je n'ai signalé que les inconvénients qui résultent des chaussures à haut talon; mais les chaussures trop étroites ne sont pas moins dangereuses que les premières, parce qu'elles produisent la déformation du pied et une foule de petits accidents, comme les oignons, les cors, les durillons, la pénétration des ongles dans les chairs, etc.

On attache généralement une idée de beauté chez les femmes, à la petitesse du pied. Ce genre de beauté est, pour ainsi dire, contraire à la nature; car un pied très petit est peu propre à supporter le poids du corps dans la station, pendant la marche et la course, tandis que celui qui est large possède au plus haut point cette importante qualité. Mais, comme il est dans le caractère de la femme de faire passer toujours l'agréable avant l'utile dans la question de coquetterie, il en est un grand nombre, je crois que je pourrais dire toutes, qui souffriraient mille tortures pour avoir ou pour paraître avoir un pied mignon. J'en ai connu qui ne craignaient point d'imiter le système chinois. Elles se serraient fortement les pieds avec des bandelettes de toile pour les rendre plus petits. Mais elles oubliaient que c'est vers l'âge de six ans que les jeunes filles chinoises commencent à subir ce traitement qui a pour but d'atrophier leurs pieds. On emploie à cet usage des bandages très serrés, qu'on laisse en place jusqu'à ce que le pied ait pris la forme désirée. Cette ligature, dit le père Milne, a généralement pour effet de replier quatre des orteils sous la plante du pied, ne laissant de libre que le gros orteil, et de briser en quelque sorte le cou-de-pied. Il en résulte que les beautés du Céleste-Empire marchent d'un pas court et précipité en s'aidant des bras comme d'un balancier, exactement comme si elles marchaient sur les talons. Les Chinois comparent ce mode de progression aux ondulations du saule agité par une douce brise. Ces saules ambulants sont obligés de se soutenir avec un parasol, de s'appuyer sur un domestique, ou sur le bras de quelque respectueux petit-fils.

En France, les mères de famille ont trop de bons sens pour arrêter d'une manière quelconque le développement des pieds de leurs filles. Mais ce qu'elles ne font point pour leurs enfants, elles le subissent souvent elles-mêmes. L'idée du petit pied les domine sans cesse, aussi les chaussures les plus étroites sont toujours les préférées. C'est pourquoi la plupart des femmes, dans les grandes villes, sont dans un tel état qu'il leur est impossible de faire une course de quelques kilomètres. Et, en effet, outre les douleurs qu'elles éprouvent par suite des cors, etc, leur chaussure trop étroite est un obstacle absolu à la marche. Pendant que le corps est au repos dans la position assise ou allongée, la plante du pied

forme une voûte élastique, à concavité supérieure plus ou moins prononcée, selon les
sujets. Mais pendant la station, pendant la
course, tout le poids du corps reposant sur
cette voûte, celle-ci s'aplatit et tend à s'élar-
gir dans toutes les directions : le talon est
porté en arrière, les orteils en avant, et les
bords latéraux s'étendent l'un en dedans et
l'autre en dehors. Si la chaussure est trop
étroite, elle ne peut pas s'accommoder à cette
variation des mouvements : de là brisement
général du pied, impossibilité de la marche. C'est
en raison de cette élasticité nécessaire aux
divers mouvements du pied, qu'on doit préférer les bottines à élastique, à celles qui se
boutonnent ou qui se lacent sur le bas de la
jambe.

La chaussure trop étroite, surtout lorsqu'elle
se termine en pointe, change la direction des
orteils, les refoule les uns sur les autres et
les replie quelquefois sous le pied. Quand la
pression s'exerce sur la partie interne de la
racine du gros orteil, c'est le cas le plus fréquent, il se développe sur ce point un oignon
qui grossit sans cesse et qui donne au pied
une difformité très désagréable. Lorsque les
orteils sont déplacés, ils forment une saillie

anormale sur laquelle se développent constamment des cors et des durillons.

Enfin, dans certains cas, et ils ne sont pas rares, la pression de la chaussure ou des orteils les uns contre les autres donne lieu à cette infirmité très douloureuse connue sous la dénomination d'*ongle incarne*.

Les soins qu'on doit donner aux pieds sont tellement connus de tout le monde, qu'il me paraît presque inutile de m'y arrêter. Cependant je suis persuadé qu'il y a beaucoup de personnes qui apportent une grande négligence à cette espèce de toilette.

Je ne veux point parler du manque de propreté, je n'oserais soupçonner une seule de mes lectrices de tomber dans ce défaut; mais on se figure généralement qu'il suffit d'un bain de pieds tous les quinze jours ou tous les mois; c'est une erreur. Les pieds, en raison même de leurs fonctions, sont d'une extrême sensibilité, et celle-ci est encore augmentée par l'usage des chaussures étroites, comme les femmes ont l'habitude d'en porter à peu près constamment. Il faut donc entretenir leur souplesse par des bains, des lotions et des ablutions fréquentes.

Un bain de pieds d'une demi-heure tous les huit à dix jours me paraît suffisant. Pour rendre

la peau plus douce et plus souple, on y ajoute
un peu de son, d'amidon ou de farine d'amandes amères. A l'usage des bains, on ajoute celui
des lotions journalières qu'on pratique le soir
en se couchant, ou le matin en se levant. Les
lotions se font avec de l'eau tiède, soit seule,
soit additionnée d'eau-de-vie de lavande ou de
toute autre eau de toilette. On essuie ensuite
les pieds avec un linge bien sec et chaud, autant
que possible.

Un soin important et qu'il ne faut jamais né-
gliger, c'est de changer fréquemment de bas,
et, si c'est possible, aussi souvent de chaussure.

Tout le monde sait par expérience qu'après
une longue marche, alors que les pieds sont
douloureux et très fatigués, il suffit de changer
de bas et de chaussure pour éprouver immédiatement un sentiment de bien-être et de délasse-
ment considérable. N'aurait-on que deux paires
de chaussures, il ne faudrait jamais porter la
même paire deux jours consécutifs.

Ces règles de l'hygiène, applicables à tout
le monde, doivent être rigoureusement obser-
vées par les personnes qui ont l'inconvénient
d'éprouver une abondante transpiration aux
pieds. La moindre négligence de leur part à ce
sujet peut déterminer des gerçures et des ulcè-

res dont la cicatrisation est toujours longue et difficile. A défaut de ces accidents, il résulte toujours d'un pareil oubli un sentiment de gêne et de cuisson très incommodes.

C'est surtout pendant les chaleurs de l'été qu'il faut redoubler de soins à cet égard.

Ongles. — Une partie importante de l'hygiène des pieds a pour objet l'état des ongles. Aujourd'hui, une mode absurde, importée de la Chine, veut qu'on laisse pousser les ongles des mains; mais il n'en est pas de même de ceux des pieds. Ces derniers doivent être coupés régulièrement, sous peine de les voir s'allonger outre mesure, se recourber sous les orteils en forme de griffes et devenir aussi gênants pour la chaussure que pour la marche; ils sont également très douloureux à leur racine sous l'influence de la moindre pression. Pour éviter tous ces accidents, il est bon de couper les ongles chaque fois que l'on prend un bain de pieds. L'eau les ramollit et ils se laissent tailler facilement sans se déchirer.

Les ciseaux suffisent pour cette opération. La difficulté est de savoir si l'on doit couper les ongles en demi-cercle ou en ligne droite, en rond ou en carré. Voici la règle générale :

Lorsque les orteils sont bien conformés et les ongles également; lorsque la pression exercée par la chaussure ne leur a fait subir aucune déviation, il faut tailler les ongles en demi-cercle, conformément à la configuration arrondie de l'extrémité des orteils. Mais, lorsque ceux-ci ont été déplacés et déformés par l'action de la chaussure, il faut avoir égard à cette déformation et donner toujours à l'ongle qu'on taille la conformation de l'extrémité de l'orteil. Si l'on n'agit pas ainsi et qu'on laisse les côtés d'un ongle s'allonger pendant qu'on coupe la partie moyenne, ce qui arrive toujours quand on les tailles en carré, la moindre pression latérale exercée sur l'extrémité du pied fera pénétrer les parties saillantes de l'ongle mal taillé dans les chairs de l'orteil vosin.

C'est ce que j'ai vu plusieurs fois chez différentes personnes. Dans certains cas, qui ne sont pas très rares, les doigts des pieds se trouvant comprimés latéralement par une chaussure trop étroite, s'amincissent dans le sens de leur longueur et grossissent à leur extrémité libre. D'un autre côté, les chaussures étroites étant également trop courtes, il en résulte que l'extrémité des orteils est carrée et en forme de massue.

En pareil cas, il faut encore couper les ongles selon la conformation des orteils. Enfin on a dit, et quelques médecins sont de cet avis, que pour éviter au gros orteil la pénétration de l'ongle dans les chairs, l'ongle incarné, il fallait couper cet ongle en carré plutôt qu'en rond. Je ne partage pas cette manière de voir, parce que l'expérience m'a appris que cette conformation vicieuse ne dépend en rien de la façon dont l'ongle a été taillé.

J'ai vu, au contraire, l'affection beaucoup plus douloureuse chaque fois que l'ongle a été coupé en carré; parce que l'angle saillant qu'on laisse subsister pénétre plus avant dans les chairs et aggrave le mal au lieu de le soulager.

Ongle incarné. — On désigne sous la dénomination d'ongle incarné une affection des orteils caractérisée par l'enfoncement des bords de l'ongle dans les chairs. C'est presque toujours le gros orteil qui est atteint de cette maladie, quoique les autres n'en soient pas entièrement à l'abri. Une telle disposition de l'ongle a pour effet de produire une ulcération très douloureuse, qui rend la marche pénible et peut même l'empêcher entièrement.

La plupart des médecins attribuent l'ongle incarné à la mauvaise habitude de porter des chaussures étroites et de couper en rond l'ongle du gros orteil. Dans ce cas, les chairs collatérales sont refoulées au-dessus de l'ongle et tendent à le recouvrir. Cette cause est réelle quelque fois, mais pas aussi souvent qu'on le pense, puisque les ouvriers, qui portent ordinairement des chaussures très larges, sont plus particulièrement atteints de cette maladie. Nous croyons que la cause la plus fréquente est une conformation très vicieuse de la racine de l'ongle. Quoi qu'il en soit, cette lésion légère en apparence, est extrêmement douloureuse et fort difficile à guérir.

Traitement. — Il y a deux sortes de traitement, l'un palliatif, et l'autre curatif.

Le traitement palliatif comprend plusieurs méthodes. La plus ancienne consiste à soulever l'angle incarné de l'ongle et à placer entre cet angle et les chairs un tampon d'ouate ou de charpie, tandis qu'avec une lime ou un morceau de verre on use la face dorsale de l'ongle de manière à le rendre très mince. Par ce moyen on détruit la force de la partie moyenne de l'ongle et, après plusieurs opérations de ce genre, on parvient ainsi quelquefois à refouler pour quelque temps l'ongle incarné.

Mais ce procédé n'est applicable que dans

les cas où l'extrémité seule d'un ongle est incarnée, tandis qu'il devient impossible lorsque
tout un côté de l'ongle, depuis la racine jusqu'au
bord libre, pénètre dans les chairs.

Un autre procédé, beaucoup plus simple et
bien moins douloureux, consiste à prendre un
bain de pieds pendant une heure environ, de
manière à ramollir les ongles; puis à l'aide de
ciseaux bien effilés dont on glisse une des
branches sous la partie incarnée de l'ongle,
on pratique la section de toute cette partie
depuis le bord libre jusqu'à la racine. On se
sert, au besoin, d'une petite pince pour achever
d'extirper le fragment qu'on vient de couper.
La douleur, la suppuration et tous les accidents
qui accompagnent cette lésion, cessent aussitôt
comme par enchantement. Le malade peut
marcher immédiatement sans éprouver la moindre douleur. Il suffit de renouveler de temps en
temps cette petite opération, qui devient de
plus en plus facile, pour se mettre à l'abri de
tous les accidents de l'ongle incarné.

Quant à extirper entièrement l'ongle mal
conformé comme le font encore beaucoup de
chirurgiens, c'est une opération barbare qui provoque des douleurs atroces et qui ne produit
aucun bon résultat, puisque l'ongle repoussa

aussi mal conformé que la première fois.

Le traitement curatif comprend deux procédés : le premier consiste à détruire avec des caustiques ou avec le fer rouge toutes les chairs qui remontent sur l'ongle ; par le second, on arrache toute la partie incarnée de l'ongle et on détruit ensuite avec le fer rouge la racine de la partie enlevée, de manière à l'empêcher de repousser.

cors. — On connaît trois modes de traitements pour la guérison des cors aux pieds ; ce sont 1° l'excision ; 2° l'extirpation ; 3° la cautérisation par les agents chimiques.

L'excision consiste à enlever de temps en temps les couches les plus superficielles et les plus dures, afin de diminuer la pression de la chaussure, cause immédiate de la douleur. On la fait avec un instrument bien tranchant, tel qu'un rasoir, un canif, ou un bistouri, avec lequel on enlève de petits copeaux d'épiderme jusqu'à ce que la souplesse plus grande du tissu et la teinte rosée qu'on aperçoit par transparence annoncent qu'on approche du derme. Il faut pratiquer cette opération avec beaucoup de précaution, afin de ne pas blesser la peau, car ces petites plaies sont quelquefois suivies de graves accidents.

Pour arriver à une prompte guérison par ce procédé, il est bon de prendre un bain de pieds après l'excision du cor et de cautériser ensuite celui-ci avec un crayon de nitrate d'argent. Le bain a pour but de ramollir l'épiderme, ce qui permet à la cautérisation d'agir plus profondément. En répétant la même opération tous les huit ou dix jours, le cor finit bientôt par disparaître.

L'extirpation comprend deux procédés. Dans le premier, on commence par faire prendre un pédiluve d'une demi-heure environ, puis on racle le cor avec l'ongle ou la lame d'un couteau mousse, de façon à le détacher en totalité.

Le second procédé est celui qu'emploient généralement les pédicures. Voici comment on le pratique : le patient étant assis sur un siège élevé, place son pied sur le genou de l'opérateur. Celui-ci, à l'aide d'un petit poinçon carré ou quadrille, attaque le cor par un de ses bords pour commencer le décollement; puis, dès que le bord soulevé peut être saisi avec une pince ou avec l'ongle, il abandonne le quadrille et continue le décollement à l'aide d'une aiguille aplatie et à pointe mousse.

Cette petite opération doit être faite avec précaution, sans douleur ni effusion de sang. Au moment où il arrive au niveau de la racine, l'opérateur doit la contourner, l'isoler des parties voisines de façon à l'extirper en même temps que la tête du cor. On applique ensuite sur cette surface un emplâtre de savon ou de diachylon gommé.

Les agents chimiques, tels que l'acide azotique, l'acide sulfurique, la potasse caustique, sont d'un emploi très dangereux, parce qu'on ne peut en limiter l'action, qui s'étend quelquefois jusqu'aux os et aux articulations. On a vu des accidents très graves survenir à la suite de l'usage de ces caustiques. Il est prudent de ne jamais s'en servir. La seule substance qu'on puisse ainsi employer sans danger, c'est l'acide acétique cristallisable. Cet acide a une action toute spéciale sur le tissu épidermique. On en met chaque jour sur le cor une goutte qu'on abandonne à l'évaporation, et il n'est pas rare, au bout de quelque temps, de voir le cor s'atrophier et disparaître.

DURILLONS. — Les durillons sont des callosités qui se forment à la plante des pieds, aux talons et aux mains et sur quelques autres parties de la peau ; ils sont constitués par l'épaississement de l'épiderme, résultat d'une pression plus ou moins prolongée sur le même point du derme. Les durillons des pieds sont provoqués par la pression exercée par une chaussure trop étroite, aussi la première indication pour les guérir consiste à mettre des chaussures plus amples et plus souples. On les ramollit au moyen d'un bain ou d'un cataplasme de farine de lin; puis on les excise avec un instrument bien tranchant.

OIGNON. — L'oignon est une petite tumeur inflammatoire, douloureuse, cuissante et rouge, qui se développe aux articulations des os du pied, et principalement à celle du gros orteil. Ces tumeurs semblent développées par la pression et le frottement des chaussures trop étroites. L'inflammation, qui débute par la peau, se propage aux parties sous-jacentes jusqu'à l'os qui se tuméfie et augmente considérablement de volume. De là résulte une grande difficulté pour guérir ces tumeurs osseuses. Dès le début, la chose est encore possible; il faut mettre le pied tout à fait à l'aise, garder le repos et appliquer sur l'oignon des cataplasmes de farine de lin. On peut ainsi espérer de réduire considérablement la tumeur. Lorsque l'oignon est de vieille date, on peut obtenir par les mêmes moyens un soulagement à la douleur s'il en existe; mais il ne faut pas conter sur une guérison. Cependant les badigeonnages longtemps continués avec la teinture d'iode nous ont réussi dans quelques cas.

SUEUR DES PIEDS

Quelques personnes transpirent abondamment des pieds et la sueur qui s'en exhale répand une odeur infecte. Cette transpiration fétide est une espèce de maladie inhérente à la constitution même des individus. Elle est ordinairement héréditaire et affecte souvent tous les membres d'une même famille. Elle persiste de longues années et ne disparaît que pendant la vieillesse. Les plus grands inconvénients de cette transpiration surabondante, c'est d'abord l'extrême fétidité de l'odeur qu'elle exhale, puis souvent des démangeaisons très vives et des excoriations très douloureuses sur les pieds. L'opinion la plus répandue est qu'il faut respecter la sueur des pieds dans la crainte de développer, en la supprimant, quelque grave maladie. Cette manière de voir me paraît tout au moins fort exagérée, et je suis porté à croire que la plupart des médecins sont bien aises de la partager, parce que cela les dispense de chercher les moyens de supprimer cette transpiration.

Il est un fait bien établi, c'est que la sueur fétide des pieds ne se montre guère que pendant les chaleurs de l'été, après les courses ou les exercices corporels qui élèvent la température du corps. Pendant l'hiver, au contraire, et pendant les journées froides, cette sécrétion est nulle. Or, si en la supprimant ou plutôt en l'empêchant de se manifester, on développait chez le sujet affecté une maladie quelconque, cette même maladie devrait exister chez ce même sujet pendant toute la durée du temps où la sécrétion n'a pas lieu, c'est-à-dire pendant tout l'hiver et en général tout le temps que l'excrétion sudorale est naturellement arrêtée. Si une personne atteinte de sueur fétide des pieds pouvait se résigner à passer tout l'été tranquillement assise dans le fond d'un jardin ou dans sa chambre, les pieds à l'air, dans de larges pantoufles, il est certain qu'elle ne verrait pas la moindre trace de transpiration des pieds ni autre, elle la supprimerait donc ainsi sans provoquer la moindre maladie : pourquoi donc en la supprimant d'une autre manière engendrerait-on des maladies ?

Quelques mois après le siège de Paris, j'ai eu occasion de donner des soins à un jeune mobile qui avait eu les pieds gelés pendant l'hiver. Depuis cette époque il lui était resté une transpiration aux pieds tellement abon-

dante qu'il ne pouvait plus marcher au moment
des chaleurs tant il existait d'excoriations aux
différentes parties des pieds. L'odeur qui s'en
exalait était à l'avenant. Je lui conseillais de se
purger légèrement deux fois par semaine; de
prendre matin et soir un bain alcalin de cinq
minutes et en sortant du bain de saupoudrer
les pieds avec le mélange suivant :

Poudre de lycopode. . . . . .   150 grammes
Alun pulvérisé   50   —
Tanin.   25   —

Au bout de quinze jours de traitement la
sueur avait entièrement disparu, les pieds
étaient en très bon état et nul symptôme de
maladie ne s'était manifesté. Il y a bientôt
dix ans et cette personne n'a pas depuis été
malade.

Je crois qu'on peut sans danger, avec des
précautions, supprimer la transpiration des
pieds si toutefois on peut y réussir, ce qui
n'est pas facile. La première chose à faire c'est
de changer deux fois par jour de bas et de
chaussure, de faire à chaque fois des lotions
alcalines et de saupoudrer ensuite les pieds avec
la poudre dont je viens de donner la formule.
Si elle produisait les premiers jours un effet

trop astringent, on pourrait la mélanger avec autant de farine d'amidon.

Je trouve, dans un journal de médecine anglais, un traitement institué par le docteur Thin ; le voici : Les bas ou chaussettes seront changés deux fois par jour, et tremperont quelques minutes dans une solution saturée d'acide borique. Une fois séchés, ils seront prêts pour l'usage. Le malade se procurera une demi-douzaine de semelles de liège ; chaque paire trempera une nuit dans l'acide borique, séchera le jour suivant, et sera placée dans la chaussure le troisième jour. En suivant exactement ces indications la mauvaise odeur sera complètement détruite.

Comme la mauvaise odeur est due à une fermentation alcaline de divers éléments baignant dans la sueur, dans un espace clos, on peut empêcher cette fermentation et par suite la mauvaise odeur en saupoudrant les bas et la chaussure avec de l'acide salicylique, ou mieux avec du salycilate de soude.

Les pieds sont presque aussi souvent que les mains affectés d'engelures ; mais quel que soit leur siège, elles se traitent de la même façon.

HYGIENE DES MAINS

Il est plus difficile de trouver une belle main qu'un beau visage, non pas que la nature soit plus avare dans le premier cas que dans le second, mais la beauté des mains exige beaucoup plus de soins que celle du visage, en raison même des fonctions destinées à ces organes et de leur rapport continuel avec les objets extérieurs.

Le travail ordinaire des femmes qui ne s'occupent pas de la cuisine ne peut déterminer une difformité des mains, tout au plus peut-il en résulter un peu de rudesse de l'épiderme qu'on prévient ou qu'on fait disparaître avec quelques soins journaliers. Ainsi, il faut éviter autant que possible d'exposer les mains au contact de l'air froid surtout lorsqu'on vient de les approcher du feu ou de les laver à l'eau chaude ; la réciproque est également vraie, quand on éprouve un grand froid aux mains il ne faut jamais les approcher du feu. La transition brusque du froid au chaud ou du chaud au froid détermine la rudesse de la peau, fait éclater l'épiderme, provoque des gerçures, des crevasses et des engelures. En été, il faut n'employer que l'eau froide pour la toilette des mains; en hiver on peut la faire tiédir, l'adoucir avec un peu de son, d'amidon ou de farine d'amandes douces, mais il faut éviter de se servir de savon trop alcalin. Si, malgré ces précautions, la peau est encore rugueuse, on l'enduit en se couchant avec un peu de cold-cream ou de glycérine et l'on met des gants qu'on conserve toute la nuit. Voici quelques formules qui peuvent être employées autant pour blanchir que pour assouplir la peau des mains.

1° — Tourteau d'amandes douces
    pulvérisé.. . . . . 500 grammes.
Poudre d'iris de Florence. . 100 —
Amidon de blé. . . . . 100 —
Carbonate de potasse. . . . 30 —
Écorce de citron rapé. . . . 40 —
Essence de lavande . . . . . 2 —

2° — **Poudre cosmétique pour les mains.**

Farine d'amandes amères. . 250 grammes.
Farine de marrons d'Inde. 250 —

Carbonate de potasse..... 15   —
Poudre d'iris. 30   —
Essence de giroffle. 1   —
   —   de bergamote. . . . 5   —

3° — **Pâte savonneuse pour les mains.**

Savon blanc en poudre. . . 250 grammes.
Pâte d'amandes 500   —
Fécule de pomme de terre.. 100   —
Carbonate de potasse..... 50   —
Essence de citron. 2   —
   —   de lavande. 1   —
   —   de giroffle. . . . . . 10 gouttes.
   —   de bergamote. . . . 5 grammes.

4° — **Amandine (Faguer).**

Miel blanc.. . . . . 200 grammes.
Gomme adayanté pulvérisée. 60   —
Savon blanc liquide. 100   —

Pilez ces trois substances dans un mortier et ajoutez graduellement :

Jaunes d'œufs. 5
Huile d'amandes douces . . . 1000 grammes.
Lait de pistache à l'eau de
   rose. 125   —
Essence d'amandes amères.. 2   —

5° — **Farine d'amandes.**

Tourteau d'amandes pilées.. 500 grammes.
Poudre de racine d'iris. . . 50   —
Essence de citron 6   —
   —   d'amandes amères.. 1   —

6° — **Gelée à la glycérine (Piesse).**

Savon blanc mou. . . . .   113 grammes.
Glycérine pure.   170   —
Huile d'amandes douces.. .   1560   —
Essence de thym.   5   —

Mêlez le savon à la glycérine dans un mortier, puis ajoutez l'huile petit à petit.

Quelques personnes, pendant les chaleurs de l'été et malgré les soins de propreté les plus minutieux, ont constamment l'intérieur des mains mouillé de sueur. Cette incommodité est fort désagréable et difficile à faire disparaître ; nous ne conseillons l'usage de la même poudre que pour la sueur des pieds.

ONGLES

Il se forme incessamment sous l'extrémité libre des ongles un amas de matière grasse et de poussière qui leur donne un aspect noir et repoussant. Cette matière doit être enlevée fréquemment avec un cure-ongle en os ou en ivoire et non point en acier.

Ce dernier enlève le poli de la face inférieure de l'ongle et y pratique des rainures dans lesquelles s'engage la malpropreté qu'il est ensuite presque impossible d'enlever. Les meilleurs instruments pour le nettoyage des ongles sont la brosse et le savon. Il se forme quelquefois, sur la racine de l'ongle, une légère pellicule qui s'étend peu à peu jusqu'à couvrir la lunulle, ce petit demi-cercle blanc, qui fait ressortir un bel ongle rose. En pareil cas, on soulève la pellicule avec la pointe d'un cure-ongle et si elle est trop large pour la laisser, on la coupe avec un instrument bien tranchant. Si l'on néglige cette petite opération, il en résulte un soulèvement de l'épiderme qui se déchire et forme à l'extrémité des doigts, ce qu'on appelle des *envies*. Ces petites pellicules sont incommodes et souvent douloureuses. On peut les prévenir en se frictionnant les doigts avec des tranches de citron. Lorsqu'elles existent, il ne faut point les arracher, mais les couper avec des ciseaux bien affilés.

Les ongles ne doivent être ni trop longs ni trop courts; dans le premier cas, il se recourbent, deviennent douloureux et se cassent facilement; dans le second, lorsqu'ils sont trop courts, ils sont forts laids d'abord, et puis ils laissent à nu les papilles nerveuses, ce qui est encore douloureux. Il ne faut jamais tailler les ongles avec des ciseaux qui souvent les cassent ou les déchirent; on doit se servir d'une lime ou d'un canif bien tranchant. Inutile de dire qu'il ne faut pas les ronger avec les dents. Cette affreuse habitude a pour résultat de détruire les ongles en les déchirant et de laisser au bout des doigts un bourrelet rouge, saillant, fort laid et douloureux. Ce bourrelet, qui remonte jusque sur la face supérieure de l'ongle, l'empêcherait de repousser alors même qu'on serait décidé à le laisser croître.

Chez quelques personnes l'extrémité des ongles, au lieu de se courber comme d'habitude, semble au contraire se replier en haut. C'est une disposition vicieuse à laquelle il n'est guère possible de remédier. En pareil cas, il faut se contenter de les polir, de les limer et de les porter plutôt courts que longs. Chez d'autres personnes, ils se fendent et se cassent avec une extrême facilité. Cette particularité résulte d'une grande sécheresse de la peau. On atténue cet inconvénient par quelques bains à l'eau de son ou de guimauve; puis le soir, en se couchant, on fait quelques onctions sur les ongles avec un corps gras, pommade, cold-cream, glycérine, que l'on maintient toute la nuit en place avec des gants.

FIN

TABLE ALPHABÉTIQUE

M

O

P

R

S

Paris. — Imprimerie P. Mouillot, 13-15, quai Voltaire. — 20946

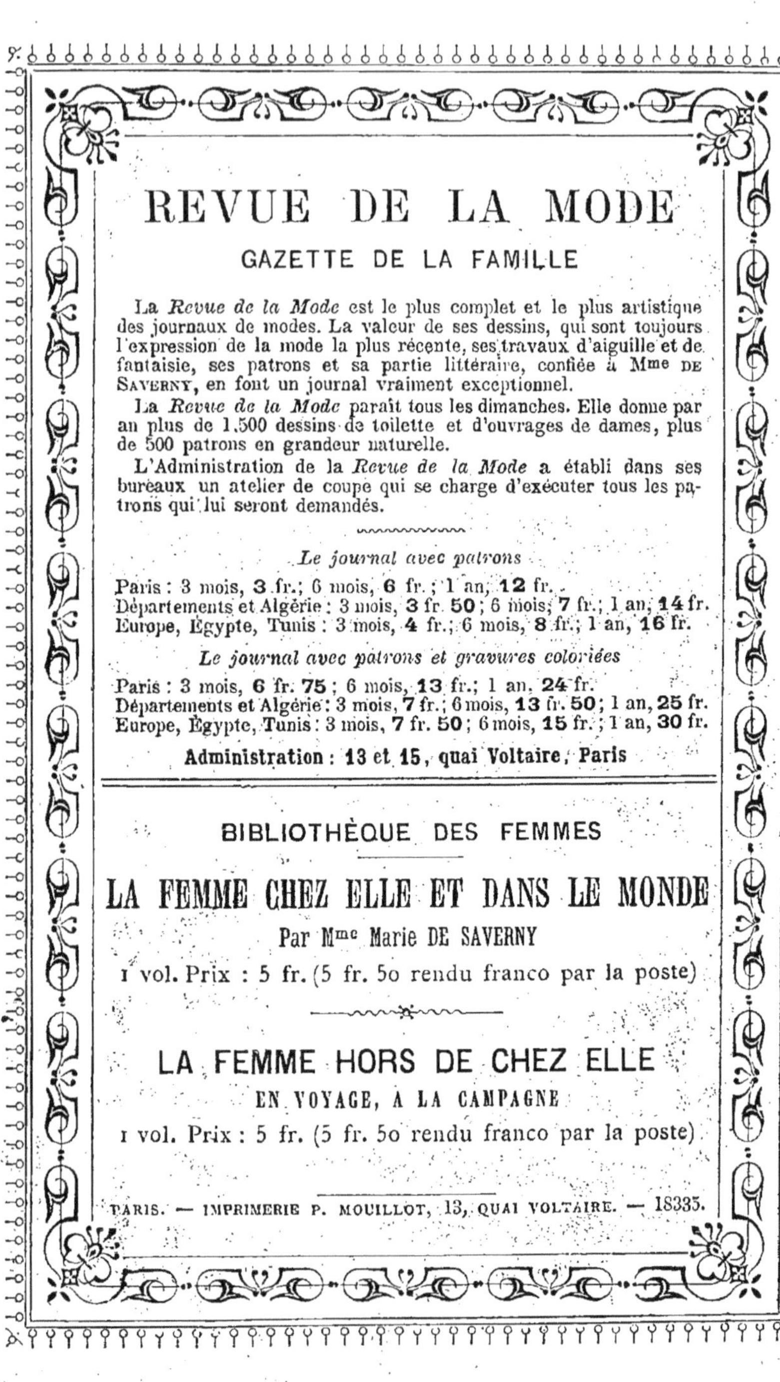

REVUE DE LA MODE

GAZETTE DE LA FAMILLE

La *Revue de la Mode* est le plus complet et le plus artistique des journaux de modes. La valeur de ses dessins, qui sont toujours l'expression de la mode la plus récente, ses travaux d'aiguille et de fantaisie, ses patrons et sa partie littéraire, confiée à Mme DE SAVERNY, en font un journal vraiment exceptionnel.

La *Revue de la Mode* paraît tous les dimanches. Elle donne par an plus de 1,500 dessins de toilette et d'ouvrages de dames, plus de 500 patrons en grandeur naturelle.

L'Administration de la *Revue de la Mode* a établi dans ses bureaux un atelier de coupe qui se charge d'exécuter tous les patrons qui lui seront demandés.

Le journal avec patrons

Paris : 3 mois, **3** fr.; 6 mois, **6** fr.; 1 an, **12** fr.
Départements et Algérie : 3 mois, **3** fr. **50**; 6 mois, **7** fr.; 1 an, **14** fr.
Europe, Égypte, Tunis : 3 mois, **4** fr.; 6 mois, **8** fr.; 1 an, **16** fr.

Le journal avec patrons et gravures coloriées

Paris : 3 mois, **6** fr. **75**; 6 mois, **13** fr.; 1 an, **24** fr.
Départements et Algérie : 3 mois, **7** fr.; 6 mois, **13** fr. **50**; 1 an, **25** fr.
Europe, Égypte, Tunis : 3 mois, **7** fr. **50**; 6 mois, **15** fr.; 1 an, **30** fr.

Administration : 13 et 15, quai Voltaire, Paris

BIBLIOTHÈQUE DES FEMMES

LA FEMME CHEZ ELLE ET DANS LE MONDE

Par Mme Marie DE SAVERNY

1 vol. Prix : 5 fr. (5 fr. 50 rendu franco par la poste)

LA FEMME HORS DE CHEZ ELLE

EN VOYAGE, A LA CAMPAGNE

1 vol. Prix : 5 fr. (5 fr. 50 rendu franco par la poste)

PARIS. — IMPRIMERIE P. MOUILLOT, 13, QUAI VOLTAIRE. — 18335.

www.ingramcontent.com/pod-product-compliance
Lightning Source LLC
Chambersburg PA
CBHW061434060726
47597CB00002B/332